居家透析知识丛书
JUJIA TOUXI ZHISHI CONGSHU

丛书主编：谭丽萍　王　赟

居家透析

我选择

主编　姜小梅

WO
XUANZE
JUJIA
TOUXI

U0395647

苏州大学出版社
Soochow University Press

图书在版编目（CIP）数据

我选择居家透析 / 姜小梅主编 . —苏州：苏州大学出版社，2023.11

（居家透析知识丛书 / 谭丽萍，王赟主编）

ISBN 978-7-5672-4610-2

Ⅰ . ①我…　Ⅱ . ①姜…　Ⅲ . ①血液透析—基本知识

Ⅳ . ① R459.5

中国国家版本馆 CIP 数据核字（2023）第 223967 号

书　　名：**我选择居家透析**

主　　编：姜小梅
责任编辑：赵晓嬿
助理编辑：张亚丽
装帧设计：吴　钰
插画设计：袁悦靓

出版发行：苏州大学出版社（Soochow University Press）
社　　址：苏州市十梓街 1 号　　　　邮编：215006
网　　址：www.sudapress.com
E-mail：sdcbs@suda.edu.cn
印　　装：苏州市古得堡数码印刷有限公司
邮购热线：0512-67480030
销售热线：0512-67481020
网店地址：https://szdxcbs.tmall.com/（天猫旗舰店）

开　　本：700 mm × 1 000 mm　1/16　　印张：5　　字数：76 千
版　　次：2023 年 11 月第 1 版
印　　次：2023 年 11 月第 1 次印刷
书　　号：ISBN 978-7-5672-4610-2
定　　价：20.00 元

凡购本社图书发现印装错误，请与本社联系调换。服务热线：0512-67481020

"居家透析知识丛书"
编委会

主　审

施晓松　宋　锴

丛书主编

谭丽萍　王　赟

丛书副主编

姜小梅　王　芸　周梅芳　陈斯霞　潘烨瑾

丛书编委

（按姓氏笔画排序）

马　琴　王　蔚　田凤美　朱义盼　刘鹏程

汤美玲　李　颖　李文文　吴　青　沈明丽

姚　群　顾　丹　顾　莹　钱　鹏　倪　蓉

倪云洁　蔡梅芝

总

>>> 序 General Preface

随着社会老龄化、生活方式和环境的变化，终末期肾病（end-stage renal disease, ESRD）正成为全球重大公共卫生问题，具有高发病率、高致残率和高治疗费用等特点。2020 年全球肾脏替代治疗人数已达到 378.1 万人，有研究预测，至 2030 年将有 543.9 万人需要接受肾脏替代治疗。肾脏替代治疗主要包括血液透析和腹膜透析。腹膜透析是治疗终末期肾病的有效手段之一，相较于血液透析具有诸多优势，如可居家治疗、操作简便、能更好地保护残余肾功能、对血流动力学影响小、传染病感染风险低、生存质量较高及治疗费用较低等，已被广大医务人员和肾友所接受。因此，腹膜透析是应对终末期肾病这一重大公共卫生问题的有效策略。

中国是全球腹膜透析治疗人数最多的国家，截至 2021 年年底，来自国家卫生健康委员会全国血液净化病例信息登记系统（Chinese National Renal Data System, CNRDS）的数据显示，我国腹膜透析总人数已达 126 372 人，且每年以 12%～15% 的速度增长。居家腹膜透析以其安全有效、支持远程数据管理、非聚集性、居家便利、心脑血管疾病并发症少和利于回归社会等优势，成为终末期肾病替代治疗的首选。

腹膜透析肾友需要长期进行居家透析治疗，日复一日，年复一年，如何以良好的心态积极应对透析持久战，做自己身体的照护者和管理者，延缓并发症的发生，最终提高生命的质量，亟需医护人员专业而通俗的健康教育指导，在充分尊重肾友的基础上提供更人性化的医疗服务，帮助肾友提升居家透析自我管理能力，展现医护人员仁心仁术。"居家透析知识丛书"正是基于"以患者为中心"的理念而诞生的科普读物。

"居家透析知识丛书"一共有五册，分别是《我选择居家透析》《居家透析知识储备》《居家透析我做主》《居家透析那些事》《居家透析笑对生活》。这套丛书以一个有着三年居家腹膜透析经验的肾友视角，部分采用问答的形式，运用通俗易懂的语言，图文并茂，生动地讲述肾病来由、透析经历和身边肾友发生的故事。每册书中围绕居家透析主题，对专业的慢性肾脏病知识、透析治疗手段、自我管理方法进行了科学的解读，希望可以帮助终末期肾病肾友做好心理建设，积极面对疾病，逐渐学会与疾病共存，在面临透析抉择时和透析过程中可以从容不迫，建立良好的自我感知，做居家透析的管理者，真正地回归社会。同时，这套丛书可以提高全社会对慢性肾脏病及其防治的知晓度。

这是一套不普通的科普丛书！一来，新冠疫情的冲击改变了民众的工作和生活方式，同样也改变了终末期肾病肾友透析治疗方式的选择，改变了医院透析中心对肾友的随访管理模式，并促使我们酝酿形成了编写一套服务居家透析肾友的科普书的想法。二来，本套丛书编委会成员是苏州大学附属第二医院血液净化专科护士培训基地中长期从事血液净化专科护士培训的护理专家和专科护士。在编写过程中，他们尽最大努力去还原多年的临床诊治护理真实案例，凝结多年的居家腹膜透析培训教育经验，收集众多肾友及其家属的热点关注问题进行内容设计，让读者有更好的阅读体验。

这套丛书内容的整理、撰写和校对得到了医院领导、肾内科同人及出版社的大力支持与专业指导，部分慢性肾脏病肾友也给了我们很多好的意见和建议，在此向持续关注腹膜透析领域、关爱慢性肾脏病肾友的各界人士表示衷心的感谢。

谭丽萍

苏州市护理学会副理事长

苏州大学附属第二医院（核工业总医院）护理部主任

2023 年 10 月

近年来，继心脑血管疾病、糖尿病、恶性肿瘤之后，慢性肾脏病已经成为威胁人们身体健康的又一大疾病。

中国疾病预防控制中心联合南方医科大学南方医院发布的第六次中国慢性病及危险因素监测结果显示，我国慢性肾脏病患病率已由 10.8% 下降至 8.2%。慢性肾脏病患病率的下降，可能与近些年医疗系统大力科普宣传及国家将慢性肾脏病纳入国家公共卫生监测项目等一系列措施有关。虽然我国慢性肾脏病患病率有所下降，但由于我国人口基数庞大，预估成人患有慢性肾脏病的人数仍有约 8 200 万。

遗憾的是，慢性肾脏病的知晓率仍然很低，仅有 12.5%，相比心脑血管疾病、恶性肿瘤、糖尿病等，慢性肾脏病不太为人所知。慢性肾脏病的隐匿性、生活的快节奏和高压力、对慢性肾脏病的不了解等常会导致人们有意无意地忽视身体释放出的有关肾脏病的信号，患者就诊时已处于肾脏病终末期且合并各种并发症的情况时有发生，需要依靠透析或肾移植来替代肾脏的部分功能。这一方面使患者丧失了逆转疾病的最佳机会，另一方面使医疗资源受到挤兑，目前很多血液透析中心已是一床难求。

与欧美国家慢性肾脏病发病情况不同，我国慢性肾脏病早期患者的比例较高。我国慢性肾脏病 1—2 期患者约占 73%、3 期患者约占 25%、4—5 期患者约占 2%，可见救治"窗口期"还是很大的。如果能将早期慢性肾脏病患者筛查出来，并积极干预，不仅能延缓这部分患者病情的进展，减少并发症和合并症的发生，获得较好的生存期，还能降低总治疗费用。

除了早发现、早诊断，早治疗，了解和改变自身的不良习惯、在合适的时机选择适合的肾脏替代治疗方式对提高慢性肾脏病患者的预后和改善生活质量也非常重要。

目前，血液透析是终末期肾病的主要治疗方式，然而腹膜透析作为一种居家透析模式，因为便利性、安全性及与血液透析相近的存活率等优势得到了越来越广泛的应用。但总体来说，群众及非肾内科的医护人员对腹膜透析的相关内容了解甚少。

本书从肾脏病门诊和病房里遇到的常见问题、患者及其家属最关心的问题出发，以一个肾脏病患者的视角，介绍了慢性肾脏病的由来、发病前的不良生活习惯、早期症状、检查指标解读，以及各种肾脏替代治疗方式及腹膜透析的治疗过程。希望慢性肾脏病患者通过阅读本书能进一步了解慢性肾脏病的相关治疗，面对疾病能够泰然自若，在面临肾脏替代治疗方式选择时能够与医护人员进行共同决策。

由于作者精力及水平有限，本书在内容上难免有偏颇之处，请读者批评指正。

姜小梅

2023 年 10 月

# 目
>>> 录 Contents

一

我生病了，慢性肾脏病

每个人都有梦想，梦想是这个世界上最美好的东西。

27 岁之前，我有无数个梦想；27 岁之后，我的梦想依然很多，只是，最大的梦想是成为一个健康的人。

"健康是最重要的。"这是一句最容易也最难理解的话。容易，是因为所有人都知道；难，是因为大多数人都会有意无意地忽略这句话。如果你也对这句话有了深刻的理解，那么你可能和我一样，已不再健康。

是的，在 27 岁那么风华正茂、青春洋溢的年纪，我生病了，所患疾病是个沉默的"杀手"——慢性肾脏病。

自我介绍一下，我叫沈丙，今年 30 岁，是一名软件工程师，同时，也是一名有 3 年居家腹膜透析经历的终末期肾病（尿毒症）患者。

在大众的认知里，高血压、糖尿病及心脑血管疾病都已耳熟能详，然而对于慢性肾脏病却不甚了解。我的主治医生告诉我，我国慢性肾脏病的知晓率目前只有 12.5%。很多人可能听说过尿毒症，但并不是很了解，对于居家腹膜透析就更加陌生了。不知道用"久病成医"这个词语来表达我目前对慢性肾脏病的了解是否贴切。根据我这几年的看病经历和医护人员对我的科普，以及我生病后为了做好自己的健康管理师，不断查阅相关资料，自我评定应该能算半个医生了。为了帮助大家认识肾脏，了解肾脏病的相关知识，以及进入终末期肾病（尿毒症）后科学规范地进行居家腹膜透析，在此我想通过本书将自己这 3 年来从生病到进行居家腹膜透析这个与肾脏病抗争的真实历程分享给大家，希望有助于大家提高认知，从我的经历中获取经验教训。

3 年前，我与大多数年轻人一样，不知道爱惜身体，生活也不规律，经常熬夜，还胡吃海塞，高血压、高血脂找上门来都不当一回事。记得有一次忽然感冒，我没有重视，扛了几天也不见好，流鼻涕、咳嗽的症状越来越严重，连小腿和脚都肿了起来，手指一按一个坑，接着又出现胸闷、气急，胃口也不好，时不时恶心、呕吐，头晕乎乎的，浑身没力气。实在扛不住了才去医院做了检查，本想开些药回家吃吃就可以，没想到医生看了检查报告说我的肾脏出现了问题，建议住院详细检查治疗。当时我一个人在医院进行检查，迷迷糊糊地办好住院手续后坐在病区走廊的长椅上，心里一直在嘀咕："会不会检查报告错了，怎么会呢？家人中一个得肾脏病的都没有啊？"边想边拿出手机疯了一样在网上搜索关于肾脏病的信息，"慢性肾脏病""终末期肾病""肾功能衰竭""尿毒症"，一个个触目惊心的字眼映入眼帘。网上提到，慢性肾脏病有发展快的，可直接进入尿毒症；也有发展慢的，几年甚至几十年保持稳定的肾功能。当时还不知道自己属于哪一种。网上有医生说，肾脏病大多属于慢性病，只要积极配合治疗，定期复诊，可以延缓疾病进程；如果到了终末期，可以通过透析的方法来代替肾功能，从而保证正常的机体代谢，并且透析治疗可以做几十年。虽然知道网上的信息不一定靠谱，但还是通过它大致了解了肾脏病的一些常识，接下来就看我属于哪一阶段的肾脏病了。一颗紧张忐忑的心稍稍安定了一些后，我顺手拨通了家人的电话，告知父母自己因感冒引发肺炎需要住院治疗几天（当时实在没有勇气直接告诉父母自己得了肾脏病）。

入院后，我的床位医生和护士都给我讲了很多关于慢性肾脏病的知识，有治疗方面的，有运动方面的，有休息方面的，有用药方面的，着重讲了饮食方面的，一下子信息量极大，我的脑子根本记不住。在接下来住院的日子里，我从与同住院的肾友的交流沟通中取了不少经，还有不懂的内容在医生查房、护士打针时询问，总算对肾脏病的来龙去脉有了一些了解，不再是刚住院时不安与茫然的状态了。

确诊慢性肾脏病后，一向比较乐观的我，心里还默默作了总结：积极配合治疗，生命暂无忧。但是，话说回来，慢性肾脏病的治疗可是个长期过程，需要持之以恒，否则将功亏一篑（那时我已接受事实了）。

在说治疗之前，先重现一下确诊慢性肾脏病之前我的肾脏经历了什么。

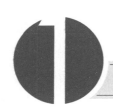

人体的"清洁机"——肾脏

正常人体有两个肾脏，它们是成对的蚕豆状器官，红褐色。成人的肾脏长 10～12 cm、宽 5～6 cm、厚 3～4 cm、重 120～150 g。简单来说，我们肾脏的大小跟自己的拳头差不多，左肾比右肾略大。双肾分别在腰部的脊柱两侧，同时受肋骨的保护。

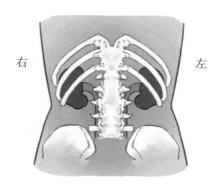

右　　　　　　　左

人体肾脏示意图

肾脏虽小，但是结构比较复杂，之所以这么说，是因为肾脏由"百万大军"组成——每个肾脏含有一百多万个肾单位，每个肾单位包括肾小球、肾小囊和肾小管三个部分。这些肾单位非常有序地排列成过滤队列和感应器队列，每时每刻、孜孜不倦地履行着各自的职能。肾单位虽然很多，但它们比较脆弱，经不起风雨，组织细胞一旦受损，将不能再生。

肾脏在人体中发挥着重要的作用。最为熟知的是，肾脏是排泄器官，基本功能是生成尿液，尿液通过输尿管流入膀胱，最终排到体外，以此来清除我们体内多余的水分和代谢产物。同时，肾脏还是调节器官，具有重吸收功能，能够保留水分及一些营养物质（如葡萄糖、氨基酸、钠离子、钾离子、碳酸氢钠等），从而维持人体内环境的稳定和身体的平衡。肾脏的这些功能是如何实现的呢？这离不开肾小球和肾小管的精密合作。肾小球是一团毛细血管网，当人体的血液通过入球小动脉流入肾小球时，它就如同筛子一样，将部分成分筛出，同时允许某些成分留下，而哪些成分被筛出，是由该成分的分子量和性质决定的，如水、维生素、电解质可以通过肾小球滤出，但蛋白质却不可以。肾小球就像肾脏的第一道防线，如果它失职了，可以想象，该排出体外的物质不能排出，人体就会出现相应的表现，产生相应的危害，如水不能排出，人体就会出现水肿；钾离子不能排出，人体就会出现高钾血症；等等。或者不该排出体外的物质跑出去了，导致营养物质丢失、酸碱平衡失调等。如果尿里出现蛋白质，就是提示肾小球滤过功能出了问题。肾小管是细长的结构，如同变废为宝的回收站一样，承担着检测和重吸收的任务。从肾小球滤过的物质经过肾小管后，肾小管首先会检测身体是否需要这些物质，如果需要，它们会重吸收身体所需要的量，而身体不需要的物质会通过两根长长的叫作输尿管的通道以尿液的形式输送至膀胱。随着膀胱内尿液的增多，达到一定量时会刺激神经末梢，通过神经传导至大脑，在大脑这个总指挥官的指挥下，发出指令，产生尿意，最终排出体外。形象地说，每25分钟，肾脏就会过滤一遍身体内的血液。人体每天通过肾小球生成约180 L原尿，而经过重吸收，最终排出1 500～2 000 mL尿液。根据人体的需要决定物质去留的量，离不开肾小管的默默"把关"。

除了排泄和调节功能，很多人不知道的是，我们的肾脏还能产生多种具有生物活性的物质，兼具一些内分泌功能，对人体的心血管系统、造血系统、骨骼系统都有重要影响。这正吻合了中医的"五行学说"和"相生相克"理论，即"肾属水，主骨，其华在发；心属火，水克火。"

肾脏是调节人体血压的重要器官之一。肾脏受损伤之后，水和钠离子的排出会减少，使血容量增多，血管的压力增加，引发高血压，这种情况的高血压称为容量依赖性高血压。肾脏在功能未完全丧失的情况下，可以分泌缓激肽类物质，通过扩张肾脏血管以及促进钠的排泄，参与人体血流动力学的调节，从而使血压下降。肾脏还会通过分泌一些激素来调节人体的血压。肾小球入球小动脉壁上的颗粒细胞会分泌一种激素叫作"肾素"，肾素可通过人体的肾素-血管紧张素-醛固酮系统使血压升高。同时，肾脏的肾髓质间质细胞分泌的前列腺素可以使肾皮质血管舒张，使血液流向皮质，进而增加滤过率。并且，前列腺素进入血液循环后可使全身血管舒张，从而使血压下降。两者相互对立，相互影响，可用来维持人体正常的血压。如果这一动态平衡被打破，肾素分泌增加或前列腺素分泌减少，会引发高血压。

肾脏还会分泌一种糖蛋白激素——促红细胞生成素。促红细胞生成素作用于骨髓造血系统，在人体红细胞的生成过程中发挥重要作用，它能促进原始红细胞的分化和成熟，促进骨髓对铁的摄取和利用，加速血红蛋白、红细胞生成，促进骨髓网织红细胞释放到血液中。因此，肾脏一旦受损，促红细胞生成素的分泌就会减少，导致红细胞生成障碍，最终出现贫血。

大家都知道，晒太阳可以补钙，实际上这个过程中肾脏也发挥了很大的作用。皮肤经紫外线照射后产生的维生素 D，必须经过肾脏活化才可以发挥作用，因为肾小管上皮细胞有 α_1 羟化酶，可以将肝脏生成的 25- 羟维生素 D_3 变成有高度活性的 1,25- 双羟维生素 D_3，进而发挥它的生理作用。肾皮质还会分泌一种激素，称为 1,25- 二羟胆钙化醇，是调节机体钙磷代谢的重要激素。关于钙，大家都不陌生，缺钙可能会引发腰酸、背痛、腿抽筋等症状，补钙的广告更是层出不穷。其实，钙和磷都是构成骨骼和牙齿的主要成分，钙和磷结合成磷酸钙存在骨骼中。但是，钙和磷的比例要适当，才能保证骨骼正常的新陈代谢。磷的摄入量过多会降低钙的吸收，因此我们日常饮食中钙和磷的补充也应保持适当的比例。而肾脏分泌的 1,25- 二羟胆钙化醇可促进小肠吸收钙、磷及肾小管对钙、磷的重吸收，保持血浆中钙、磷的含量，保证骨的正常钙化。如果肾脏受损，容易引发低血钙、高血磷、骨质疏松等一系列问题。

除了分泌激素，肾脏还是一些激素的代谢场所，如胰岛素、胃肠激素等。有些糖尿病患者如果并发了肾脏疾病，胰岛素的量及类型一般需要调整，以避免发生低血糖。

介绍了这么多，我们可以想象一下，当肾脏不再健康，会发生什么呢？

慢性肾脏病的由来

虽然我的肾脏病确诊的时候就已是慢性肾脏病 4 期（CKD4 期）了，但是冰冻三尺非一日之寒，刚开始有一些肾脏的基础问题，但未加关注，从而慢慢累积，持续损伤肾脏，最终导致肾功能减退。

这里所说的基础问题就是医生常说的病因。我的主治医生根据我的病史、症状、合并其他疾病的情况，以及入院后进行的肾穿刺活检的结果判断，应该是慢性肾小球肾炎导致了我的肾脏损害。肾穿刺活检是用穿刺针在肾脏病变区域取活体组织进行的病理学检查。医生跟我说，肾穿刺活检是诊断肾脏疾病的"金标准"，因为不管肾脏疾病如何变化，患者表现出的体征、检查结果都只是提供疾病诊断的参考，而肾穿刺活检获得的病理检查结果可以全面地提示肾脏病变的情况，这对以后肾脏病治疗方案的制订、预后判断都具有重要的意义。当时我的肾穿刺活检结果为 IgA 肾病，是一种比较常见的原发性肾小球疾病，也是进展比较快的肾脏疾病类型。医生说，该病虽然迁延难愈，但发现后规范治疗，还是能够把病情控制在较好的状态。

慢性肾脏病的病因比较复杂，分为原发性肾脏疾病和继发性肾脏疾病，我结合自己了解的大概情况跟大家介绍一下。

慢性肾小球肾炎是一种比较常见的原发性肾脏疾病，也是我国引起慢性肾衰竭最主要的病因。慢性肾小球肾炎通常被简称为"慢性肾炎"，是指以身体出现蛋白尿、血尿、高血压、水肿等症状为基本临床表现，在产生这些症状的同时还伴有不同程度的肾功能减退，部分患者最终发展为终末期肾衰竭的一组肾小球疾病。

引发慢性肾炎的确切病因仍有待进一步研究，目前的研究结果认为，引发慢性肾炎的病因可能有感染、免疫性疾病、代谢因素、遗传因素、肿瘤性疾病等。各类慢性肾炎的发病机制不尽相同，目前并不是很明确，少数慢性肾炎是由急性肾炎发展所导致，大部分慢性肾炎是由于各种抗原、抗体在肾脏原位或循环中形成复合物，引发免疫炎症反应，引起肾小球的损伤，出现血尿、蛋白尿、水肿、高血压等临床症状。非免疫、非炎症的机制也在慢性肾炎的发生发展过程中起着重要的作用。

慢性肾炎的病变进展速度在不同人之间差异很大，而影响慢性肾炎病变进展速度的因素中较为关键的是肾脏的病理类型，这是决定肾功能下降快慢的重要因素。大多数情况下，肾功能会呈现慢性渐进性损害，多数能维持数年或数十年以后才慢慢进展至肾衰竭。肾友们的疾病进展快慢也与平时是否重视保护肾脏以及治疗是否及时与恰当有关，如血压长期控制不好以及持续大量蛋白尿的肾友们要格外注意，这种情况下肾功能下降相对来说比较快。所以，肾友们日常一定要注意保护肾脏，定期到医院肾脏病专科门诊评估自己的身体状况。

相对于原发性肾脏疾病，继发性肾脏疾病是指由其他疾病，如糖尿病、高血压、痛风、系统性红斑狼疮、过敏性紫癜、血管炎、药物中毒等所引发的肾脏疾病。近年来，高血压、糖尿病患者越来越多，高血压、糖尿病已成为损害肾脏功能的高危因素。

糖尿病肾病是糖尿病全身微血管病的并发症之一，近年来在我国的发病率呈上升趋势，已经逐渐成为终末期肾脏病的第二位病因，仅次于肾小球肾炎。如果糖尿病患者的血糖长期控制不佳，在临床上出现蛋白尿或肾脏损害一般就考虑糖尿病肾病了，持续微量蛋白尿是诊断糖尿病肾病的标志。糖尿病肾病发生的大概原因是糖尿病患者长期处于高血糖状态会造成微血管病变，引起肾脏血管压力增高，导致肾脏形态和结构发生一系列变化，最终出现糖尿病肾病。糖尿病的病程及血糖、血压、血脂水平是糖尿病肾病发病的影响因素。糖尿病肾病如果在早期筛查时及时发现，经积极治疗后部分患者可好转，而一旦出现肾功能损害表现，疾病进展速度会远远快于其他肾小球疾病，并且发展至终末期肾功能衰竭的速度相较于一般肾脏病也更加迅速。如果读者朋友患有糖尿病，控制糖尿病的"五驾马车"对你来说应该都不陌生，请你严格做好日常生活管理，控制好血糖，减缓糖尿病肾病进展，降低糖尿病肾病发展至肾功能衰竭的概率，提高生存率。

在一些发达国家，高血压已成为慢性肾脏病的第二或第三位病因。中国慢性肾脏病患者的高血压患病率高达 67.3%。高血压肾病是指肾友本身患有原发性高血压，由高血压所引起的肾脏结构和功能损害，多见于年龄在四五十岁以上、有高血压病史 5 年以上、血压持续高于 140/90 mmHg 的人群。此类疾病的病程进展同样较为缓慢，但是如果肾友们未能有效控制好血压，使血压持续高于 180/120 mmHg，那么疾病必然会逐步加重，从而渐渐发展成肾衰竭，也就是尿毒症。

我刚确诊时血压也很高，曾经一度达到 180/120 mmHg，我的主治医生看到我的血压记录单后，很严肃地跟我说："小沈呀，你的血压太危险了，需要我们共同努力，争取早日将你的血压降下来！"医生当时严肃的语气引起了我的重视，在护士的指导下我改变了饮食习惯并开始进行运动，最重要的是严格遵医嘱用药，定时随访调整降压方案。经过一段时间的努力，我的血压有了明显的下降。

记得有一次随访时遇到一位肾友老孙，护士给他量血压，他的血压值是 192/118 mmHg，医生问他服药情况，他说经常想不起来吃药，医生还要跟他讲时，老孙立刻不耐烦地表示："没事的医生，我的血压一直这么高，我也没有什么不舒服，我还有事，我先走了！"医生当时也很无奈，看了看我说："你一定不要跟老孙学，控制血压很重要的。慢性肾脏病患者通过控制血压，可以预防及延缓肾功能下降，减少冠心病、心力衰竭、心律失常、脑卒中等心脑血管疾病并发症的发生，降低死亡风险，提高生存率和生存质量。"随后，医生对我的血压控制情况做了肯定，鼓励我一定要继续保持良好的生活习惯。在后来的随访过程中我询问老孙的情况，医生说老孙因为长期高血压，发生了脑出血，现在偏瘫了，并且已经开始进行血液透析了。

维持良好血压的重要性想必不言而喻了，那么降压的开始时机以及血压的目标范围应该怎么选择呢？想必肾友们也很关心这两个问题，我咨询过我的主治医生，他说慢性肾脏病患者的血压总体目标为 < 140/90 mmHg，一般为收缩压 ≥ 140 mmHg 和（或）舒张压 ≥ 90 mmHg，推荐在生活方式

干预的同时启动降压药物治疗。但是有些特殊人群，如糖尿病患者、老年患者、透析患者、肾移植患者等，需要根据他们的尿蛋白、年龄及基础血压等情况制订个性化目标血压。

还有一种可能会导致肾脏受损的问题也不能小觑，那就是痛风。相信很多人都知道，痛风如果不积极治疗，尿酸控制不佳，极易引发痛风频繁发作，甚至导致关节畸形。但是仅仅如此吗？实际上尿酸在体内堆积的部位并不局限于关节，还有肾脏。肾脏是除了骨关节之外最易被高尿酸损伤的器官，人体每天负责处理尿酸的器官主要是肾脏和肠道，大部分尿酸通过肾脏排泄，因此尿酸水平越高，对肾脏的伤害越大。痛风性肾病又称为尿酸性肾病，是由于体内嘌呤代谢紊乱，血尿酸过高，尿酸盐结晶在肾脏内长期沉积而引起的以肾间质性炎症为主的肾损伤。痛风常见于肥胖、喜肉食及酗酒者，男性发病率明显高于女性，而痛风性肾病多发生于有10年以上痛风病史的患者。痛风性肾病患者在早期常常无明显不适症状，可以表现为夜尿增多、尿比重低、高血压和氮质血症，还有约25%的患者会并发尿路感染，约20%的患者会并发尿酸性结石，可出现肾绞痛、血尿或尿中排出尿酸石。痛风性肾病进展常较为缓慢，可能经历10～20年才出现血肌酐升高，最终进展为终末期肾病。记得有次住院时遇到一位肾友就是因为长期痛风而未加重视，进而发展为痛风性肾病。防治痛风的方法除了药物治疗，更为重要的是调整生活方式。曾经看到过中华医学会风湿性学会在《中国高尿酸血症与痛风诊疗指南》中向患者推荐改善生活方式的八大原则，总结起来分别是：调整饮食结构，低嘌呤饮食、多吃新鲜水果和蔬菜；戒酒；多饮水，避免含糖饮料；控制体重、减腹围；积极科学运动；避免受凉；避免急性脱水、腹泻；合理作息、避免劳累。如果你想了解详细内容，可以在网上搜索这篇指南。所以痛风患者，尤其是痛风病史比较长的患者，必须要有预防痛风性肾病的意识，积极采取有效的控制措施。

由此可见，肾脏病病因诸多，发病可急可缓，并且不仅是肾脏的原发性疾病，一些可能导致肾脏继发性病变的疾病也需要我们足够地重视。

3 我的不重视害了我的肾脏

如果把时间往前推一些，那时候健康的我是怎么得了慢性肾小球肾炎的呢？

天下没有偶然，如果有，那只不过是化了妆、戴了面具的必然。一个健康的人，不会无缘无故地生病。

生病之后，我开始关注肾脏健康，从医院、肾友、书籍、网络等方面获取的信息都在告诉我一个道理，我们日常生活中许多不良生活习惯都在影响着我们的身体，最终可能造成肾功能的下降。

（1）久坐

以前知道吸烟有害身体健康，但是生病后，我了解到原来久坐也是健康隐患。

久坐不动的生活方式被世界卫生组织定义为静坐生活方式，那什么是久坐呢？只要坐的时间连续超过 90 分钟，那么就属于久坐了。我是一名软件工程师，因为工作需要，经常久坐不动。另外，上课、考试、看电视、看电影、玩游戏、打麻将，甚至长时间开车都在久坐的范围内。

那么，久坐会对身体造成什么伤害呢？当我们长时间保持坐姿的时候，腹腔会承受巨大的压力，腹腔和下半身的血液循环会受到阻碍，导致整个身体的血液运行不畅，肾脏的供血量减少，尿液生成减慢，因此体内蓄积的代谢产物排出速度减慢，长期蓄积在体内对肾脏的负担日益加重，从而引发肾功能异常。

当然，大家也不要过分焦虑，肾脏损伤是一个长期演变的过程，久坐几次并不会造成肾脏损伤。但是我们还是要注意尽量避免久坐，如果因为工作性质需要长时间保持坐姿，可以在坐着的过程中做一些伸展运动，也可以站起来适当走动，平常也可以抓住各种机会，能运动的时候还是要多多运动。

（2）不良饮食习惯

随着当前工作、生活节奏的加快，越来越多在外打拼的年轻人一日三餐要么订外卖，要么在外面的餐馆里就餐，简单、方便，久而久之，口味越来越重，无辛辣刺激不成欢。

本人就是个不折不扣的"外卖党"，一周难得在家自己烧两顿，爸妈有时候也会唠叨，说总是吃外卖对身体不好，我还不以为意。众所周知，外卖食物为保持口感，基本重油重盐，而盐如果摄入过多，就成了加重肾脏负担的元凶。我看过《中国居民膳食指南》这本书，里面提到，人体每天食盐量不超过 6 g 是有益健康的。我们每天在饮食中摄取的盐，95％是由肾脏代谢掉的，长期摄入太多盐，会给肾脏增加压力和负担，最后可能导致肾功能下降。

同时我还是一名"肉食党"，每顿饭无肉不欢，我还喜欢吃油多的菜，大家不都说"油多不坏菜"嘛，所以慢慢地，我的饭量变得越来越大，有时压力大的时候还会暴饮暴食，热量摄入越来越多。而且我平时不喜欢喝淡而无味的白开水，经常把各种碳酸饮料、奶茶、咖啡作为日常饮品，这样的饮食习惯让我慢慢成为了"三高"人群中的"两高"，即高血压、高血脂。人体每天每千克体重的蛋白质摄入量应为 1.0～1.2 g，避免蛋白质摄入过多，可以预防血尿酸的异常，避免肾脏受到伤害。按照这个标准算一算，一个体重为 50 kg 的人，每天最多只能摄入 60 g 蛋白质，那我绝对算是严重超标的人了！

海鲜配啤酒曾经是我的夏日标配，有一次住院期间我遇到了一位跟我有着相同喜好的肾友（前面提及的那位痛风性肾病肾友），在知道他是因为痛风反复发作，但并没有引起重视，最终发展成为尿毒症时，我真的大吃一惊。可能很多人都知道海鲜配啤酒是"痛风套餐"，但是痛风有可能会导致尿毒症，了解的人可能并不多。我特意向我的床位护士请教后才知道，如果食用大量海鲜，我们机体产生的尿酸、尿素氮等代谢产物就会增多，随之而来的肾脏的排泄负担就会加重，长此以往就有可能会造成肾实质损害。海鲜配啤酒也是引发高血脂的危险因素。我平时还比较爱喝冰冻饮料和吃冷食，炎炎夏日，来一杯冰冻饮料，那是怎样一个舒服了得！有一次被一位肾友的家属发现我正在喝冰冻饮料，他跟我说《黄帝内经》中有讲："诸寒收引皆属于肾。"意思就是，肾如果受寒，阳气就会虚弱缺乏，人体的五脏六腑都会受到影响。所以平时一定要少喝冷饮，少吃冷食，避免穿露脚踝的裤子，保护好我们体内阳气温煦的功能。一位多囊肾的肾友也提到，他有次没忍住吃了一根冰棍，不久即感觉腰疼，随后出现了血尿，就诊时医生跟他说过凉的环境刺激会影响肾脏的血液循环，循环不好，血管就容易扩张，甚至破裂，从而使尿中有血。

苏轼曾道：口腹之欲，何穷之有，每加节俭，亦是惜福延寿之道。我现在深有体会，这句话送给大家，你我共勉之。

（3）超重、肥胖

大家都知道放纵口腹之欲的另一个代价就是超重、肥胖。如果你认为肥胖只是影响身体外在形象的话，那你就要注意了，肥胖是慢性肾脏病发生、发展的重要危险因素，肥胖相关性肾病的发病率已呈现逐年增高的趋势。肥胖为何会导致肾脏病呢？首先，肥胖的人肾脏代谢负担较重，使肾小球长期处于"三高状态"——高灌注、高压力、高滤过，肾脏血流动力学改变，肾小球滤过率增加，久而久之，肾小球就像一根长期绷紧的弦，过滤屏障会遭到破坏，可导致慢性肾炎的发生或更快进入终末期肾病。其次，肥胖还会激活身体内肾脏参与的血压调节系统——肾素-血管紧张素-醛固酮系统，促进肾脏病的进展，并且肥胖者体内过多的脂肪组织可释放较多的脂肪因子，也会促进肾脏的纤维化；另外，我们都知道，肥胖者往往伴随高血脂、高血压、高血糖、高尿酸等大家熟知的代谢综合征，这些都是肾脏病发生和发展的危险因素。因此，维持合理体重很重要，大家一定要合理饮食，适当运动，将身体质量指数（BMI）控制在 $18.5\sim23.9\ kg/m^2$。对照我自身，我身高 178 cm，体重 76.7 kg，BMI 为 24.2 kg/m^2，虽不是肥胖，但已属超重了。

（4）憋尿

我以前因工作忙，觉得上趟厕所都是浪费时间，久而久之，养成了长时间憋尿的习惯。憋尿是很多人都会有的坏习惯，我们办公室还曾经有人被冠以"憋尿之王"，真是太不把自己身体当回事了。憋尿为什么会影响肾脏功能呢？医生是这么说的，我们的尿液是储存在膀胱里的，而膀胱在身体里的位置非常特殊，它上与输尿管相通连接肾，下与尿道相连及与前列腺相邻（男生），膀胱一旦受损，会影响肾、前列腺乃至整个盆腔脏器。膀胱内尿液过多，超过了正常膀胱壁所能承受的压力时，它的自我保护能力就会下降或丧失，细菌就可乘虚而入，引发膀胱炎，甚至还可能经输尿管往上蔓延至肾脏，引起肾炎，这类尿路感染一旦发作，急性期会尿频、尿急、尿痛，甚至有血尿，让人非常不适。如果反复发作转为慢性，治疗起来就比较困难了，肾脏功能将进一步受损。另外，人体排尿过程是受中枢神经系统控制的一种复杂反射活动，也就是说你一旦有了尿意，大脑会马上发出尽快排空膀胱的指令，排完尿大脑才会收回指令，这就是为何大多数人在排尿过程中，被突然中断后会有非常不舒服的感觉。长期憋尿会使这个正常的生理反射变得迟钝或异常，导致的结果就是常常存在尿频、尿急的尿路刺激症状，或者反复感觉有尿意，但就是解不出尿来，此时来医院检查，尿液检查结果可能都是正常的。但是，很多人并不会吃一堑、长一智，也许要到我现在这样的状况，才会比较懊恼吧！

现在大家知道了吧，有尿意，别憋着啦，肾脏罢工可不是闹着玩的。

（5）熬夜

熬夜似乎已经成为现在年轻人的生活主流，喝着最浓的咖啡，熬着最长的夜。咖啡是现在很多打工人的"续命神器"。我有时候因为加班、失眠而被迫熬夜，但有时候也会主动熬夜，白天工作压力很大，下班回家后就想通过打游戏、刷微博、看抖音等放松一下，不知不觉就到了凌晨。而大部分时候过了睡眠的最佳时间点，再想入睡就很困难，所以有段时间我的睡眠质量非常差，甚至一晚的睡眠时间不足 5 小时。我慢慢地养成了熬夜的坏习惯，那时对于熬夜伤身的说法还不屑一顾，直至亲身经历了反应速度变慢、情绪波动变大等身体变化，终于打破了自己不熬夜的都是"稀有青年"的犟嘴理论。睡眠不足会使人体白细胞数量减少，免疫功能降低，对抗外来病毒和细菌感染的能力也会降低，这是诱发心血管疾病的直接原因之一，也是导致肾脏受损的因素之一。

所以，别熬夜了，早点睡，照顾好自己。

（6）肾毒性药物的使用

很多人出现身体不舒服后会随意到药店买药，并且会随意吃药、随便停药等，在这里我要提醒大家一下，药是不可以随便乱吃的。古人云："是药三分毒。"药物主要经过肾脏和肝脏代谢，肾脏是人体主要的排泄器官，最易受药物影响。如果不遵医嘱乱使用一些药物，容易造成肾脏功能损伤，严重时还会造成肾衰竭。

我住院期间认识的一位肾友就是因为头疼自己在家吃了 5 天的止痛药，然后全身水肿得很厉害，来医院检查时已经到达慢性肾脏病 5 期了，他 3 个月前检查时还是慢性肾脏病 3 期。知道这件事情后我特意问了医生，自己也上网搜寻了相关的肾毒性药物，现整理出来分享给大家。

抗生素类：头孢拉定、头孢来星、庆大霉素、阿米卡星、万古霉素等。

非甾体类抗炎止痛药：吲哚美辛、对乙酰氨基酚、保泰松、布洛芬、阿司匹林等。

肿瘤的化疗药：顺铂、甲氨蝶呤、异环磷酰胺、多柔比星等。

中草药：雷公藤、木通、防己、天仙藤、益母草、苍耳、巴戟天、含羞草、寻骨风、草乌、斑蝥、全蝎、蜈蚣、砒霜、朱砂、明矾等。

其他：一些免疫抑制剂如他克莫司、部分造影剂如碘普罗胺和钆双胺等。

当然，并不是服用了肾毒性药物就一定会造成肾损伤，其中个体差异还是很大的。无论什么药物，其作用都与使用剂量、使用时间等有关，我们一定要遵医嘱用药并定期复查，有任何不舒服都需要及时告诉医生以便及时调整用药方案。

以上是我自己以前的一些不良习惯，或许还有一些别的不良习惯也会影响我的肾脏功能。而在我几年甚至十几年如一日"孜孜不倦"地对身体的透支下，我的肾脏终于承受不住了。

看了以上可能导致肾脏病的有害因素，我总的感觉是，改变说起来简单，但做起来难。为了加深大家的印象，我再次总结一下肾脏病的预防，希望大家能够努力做到：少熬夜、不憋尿、适量运动、不乱用药物、清淡饮食、不暴饮暴食、控制体重，最重要的是保持心情愉悦。

希望有不良习惯的你，立刻改变吧！

二

我的肾脏经历的"噩梦"

说了这么多，大家可能并不能很深刻地体会，大多数人还是会认为生病前没有征兆，总是突如其来。事实上，我们的身体有自己的预警系统，总有一些症状会提醒我们该去医院检查了。而大多数人会有意无意地忽略身体发送给我们的预警。

我住院时曾经遇到一位50多岁的大叔，就在我隔壁病床，他有20多年的糖尿病病史，糖尿病并发症已经影响到他的肾脏了，因为喘闷、透不过气，不得已来医院就诊。在门诊就诊时，医生建议他住院治疗，大叔表示拒绝，要求医生给他开点药就行了，因为儿子态度坚定才决定住院治疗。当时只见他的眼睑、颜面部、双下肢、脚踝等暴露在外的部位都肿得一塌糊涂，水肿部位皮肤很紧绷，隐隐还有发亮的感觉。重要的是，他根本没办法躺下来，只能端坐在床上，手一直用力紧紧按住脸部的氧气面罩，张着嘴巴大口大口地吸着氧气，并且一度指着墙上的流量表要求医生给他把氧气量调高点，似乎这样才能稍稍缓解一下胸闷症状。在知道自己肾脏功能可能已经衰竭时，他还无法接受，嘴里嘟囔着："不可能，不可能，我身体很好的，只是有点肿而已，吃点药就好了。"他的手一直在颤抖，静默了一会儿，突然一把抓住医生的手臂："医生，我只是糖尿病而已，你是不是搞错了？"医生可能已经习惯了这种场面，拍拍他的手安慰道："现在让你住院就是为了通过进一步的检查来明确你的肾功能情况。别着急，我们会尽力给你治疗的。"大叔闻言，松开了医生的手臂，立马说道："那就赶紧检查，肯定是搞错了，我怎么会突然得这个病呢？"

当时我默默地进入了沉思，突然吗？医生询问病史的时候，大叔告知其单位体检发现糖尿病已有20多年，但是这20多年间很少到医院检查和配药，血糖控制情况根本不知晓。"我吃得下，睡得着，来医院做什么？"大叔振振有词地说。我寻思着，大叔身上的水肿也不是一两天形成的，这难道不是身体异常吗？无知真可怕啊！

而我自己，又是什么情况呢？

回顾我就诊前身体出现的各种症状，原来我的肾脏早就在释放各种异常信号了。肾脏的功能是一点一点被"侵蚀"的，之前身体的很多表现，都是肾脏在呐喊："我出故障了，快帮帮我！"可是我都熟视无睹。哎，我可怜的肾脏啊！

回想我最初的异常信号，应该是从发现"尿泡泡"开始的。还记得当时自己的想法是，年轻人嘛，排尿"威猛"一点，有点泡沫是正常的。现在回过头再想想，原来这是尿里面含蛋白了啊！当然，医生也说，如果没法判断的话，可以先将尿液静置一会儿，稍后再观察泡沫能不能消失。如果不消失，就需要到医院进行检查。除了泡沫尿的问题，我有时候早晨起床会发现眼睑水肿，偶尔还会出现腰酸、乏力、提不起精神。我也并非一点都没察觉到这些问题，只是每次出现一些问题，要么无视，要么拖延。就像刚刚提到的这些问题，记得自己当时还自我诊断了一下，想着平常熬夜比较多，睡前也经常喝水，有这种情况应该是正常的，怎么也想不到是肾脏出了问题。

据医生讲，肾脏结构或功能异常超过 3 个月就称为慢性肾脏病了。而根据身体的表现和相关化验结果，慢性肾脏病又分为 5 期，前面提到的表现可能是 1—2 期，确实比较隐匿。但说到这里，我以一个过来人的身份提醒一下各位：目前的医学科普信息比较多，如果多加关注，及时到医院诊断和治疗，又或者大家能提高体检意识，及早发现都不是问题，并且及时规范的治疗还可以最大程度地保护肾功能，延缓慢性肾脏病的进展，何至于像当时的我一样，直接来个"晴天霹雳"呢！

"那么，肾脏病慢慢进展，又会出现什么症状呢？"当时，我还是不死心，追问着我的主治医生，试图从他的描述来证实其实我的病太隐匿了，并不是我的粗枝大叶或熟视无睹。我想，很多人都会有这种心理吧。

我想我还是幸运的，碰到了一位有足够耐心的主治医生。他用通俗易懂的说法向我全面地讲解了肾脏病的进展。

当肾脏病进展时，腰酸、乏力可能会进一步加重，夜间小便的次数及量会有所增多，以前没有高血压的人可能会出现高血压。尤其是年轻人，如果没有高血压家族史，发现血压异常升高往往提醒肾脏可能出现问题了。主治医生说，记得曾经有一个小伙子，陪自己的老板来看病，陪诊期间闲来无事让护士帮他量了个血压，血压值居然高达 180/110 mmHg，当时护士也比较负责，建议他做了个全面的身体检查，结果显示他当时已经是尿毒症了，也就是慢性肾脏病 5 期。小伙子直接崩溃了，嚎啕大哭！主治医生还说，像我这种发现肾脏病前就有高血压病史的，血压可能会变得更加难以控制。回顾我的情况，确实如此。

　　肾脏病逐步进展后对身体很多系统都会产生危害。刚刚说的血压，就是对心血管系统的影响。慢慢地，当肾脏病影响到消化系统时，还会出现一些消化道症状，如食欲变差，严重时甚至恶心、呕吐。医生告诉我一个病例，有个外地年轻的女患者，结婚后呕吐严重，在妇科、消化科门诊辗转了很久，最终才发现是肾脏问题。这样的病例并不少见。当肾功能慢慢衰竭后，对血液系统也会造成一定的影响，最常见的就是贫血，多表现为指甲、口唇变得苍白，面色灰暗。同时，身体免疫功能也会有所下降，抵抗力变差，非常容易感冒，或者一旦感冒需要很久才能恢复。"小沈，最近脸色好像不怎么好，没什么事吧？"同事关心的话语出现在脑海里。我当时是怎么回答的呢？我沉浸在回忆里，"没事没事，最近做项目太累了，三天两头感冒，谢谢关心哈！"后面就不了了之了。

　　当慢性肾脏病进入到 5 期也就是终末期的时候，很多人的小便会变少，腿部会变肿，甚至全身都肿，胸闷、气喘，夜里不能平躺，需要保持端坐位，否则透不过气。很多人这个时候才会到医院就诊，经检查肾功能的指标已非常差，其实这个时候就已经是前面提到的骇人听闻的尿毒症了。这个时期很多人的症状比较明显，如面色灰暗、口唇苍白、皮肤瘙痒、便秘、腹泻、口臭甚至可能出现胃肠道出血等，影响到神经系统还会让人感觉疲劳、头痛、注意力下降、记忆力减退等。总之，不适感时时刻刻会让人怀疑人生。

　　其实上文说到的这些身体所呈现出来的症状并不难理解，如果你认真阅读了我前面给大家介绍的肾脏的功能，就能将这些症状、体征的来龙去脉理解得一清二楚。

　　医生跟我说，就我目前的指标和症状表现综合来判断，我已处于慢性肾脏病 4 期，也就是透析前期，这个时候我需要做的就是配合医生控制血压、纠正贫血、合理饮食、定期复查，同时要保持乐观的情绪，适当锻炼。如果过程中各项指标比较稳定，还可以最大限度地延缓肾脏病的进展。

"别太担心，好好加油，把各项指标尽量控制稳定。"这是当时医生和我说的最后一句话，这句话给了当时懵懂迷茫的我很大鼓励。

愿大家所遇之人，皆为良人。亲爱的读者们，腰酸、乏力、泡沫尿、夜尿多、恶心、血压难以控制伴头晕、无原因的贫血、水肿等，这些很可能是肾脏释放的求救信号，你 get（捕捉）到了吗？

金钱买不来健康的身体。为了避免日后懊恼，大家还是需要多留意自己的身体状况，每年至少做一次体检，有身体不适感及时就医。

最后我想说的是，慢性肾脏病是根据肾小球滤过率的下降程度进行分期的。肾小球滤过率可通过血液、尿液的相关检测指标并结合性别、年龄、体重通过一定的公式来计算，也可通过专业的仪器进行检测。其中，1 期是指肾小球滤过率 ≥ 90 mL/（min·1.73 m^2），2 期是指肾小球滤过率为 60～89 mL/（min·1.73 m^2），3 期是指肾小球滤过率为 30～59 mL/（min·1.73 m^2），4 期是指肾小球滤过率为 15～29 mL/（min·1.73 m^2），5 期是指肾小球滤过率 < 15 mL/（min·1.73 m^2）(表 1）。

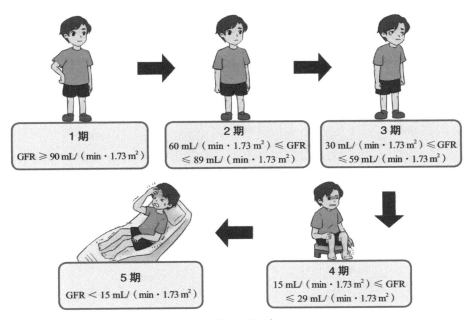

GFR：肾小球滤过率。

慢性肾脏病的分期

表 1　慢性肾脏病的分期及各期防治目标

分期	肾小球滤过率 / [mL/ (min · 1.73 m²)]	防治目标
1 期	≥ 90	慢性肾脏病病因诊治，缓解症状
2 期	60～89	评估、延缓慢性肾脏病进展，降低心血管病风险
3 期	30～59	延缓慢性肾脏病进展，评估和治疗并发症
4 期	15～29	综合治疗，治疗并发症，做肾脏替代治疗前准备
5 期	< 15	适时肾脏替代治疗

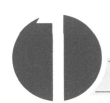

这些信号提示肾脏生病了

要判断肾脏有没有问题，仅靠身体表现出的一些症状和体征是不够的，还需要结合相关化验和检查数据。下面我给大家罗列一下肾脏病方面的一些检查，这可都是我这么多年与肾脏病作斗争总结的"宝典"，自己在这个过程中也快成为半个医生了。

（1）尿液相关检查

肾脏病最常见的筛查性项目是尿液检查，其中最基本的是尿常规检查。尿常规检查简单、易行，并且能发现很多和肾脏相关的问题，如尿液的颜色、比重，尿液里面有没有细菌、红细胞、白细胞、蛋白质、管型，等等。以上尿液的不同指标都有各自的意义。

首先，观察尿液的颜色，如果尿液颜色发红或尿隐血阳性，一般男性需要考虑是不是有结石造成的尿道损伤，女性需要考虑是不是正好在月经期，这种情况需要注意休息，后续再行复查，以免影响结果判断；如果尿隐血阳性并且尿液里面有红细胞，一般医生会建议再做一个尿红细胞形态检查，以判断尿液里面的红细胞是正常红细胞还是异形红细胞，如果异形红细胞所占的比例比较高的话一般就要考虑肾脏有问题了，必要时须做肾活检，这个放在后面说。

然后，尿蛋白阳性也是尿常规异常的一个指标，微量白蛋白尿的出现通常被认为是早期肾脏病变，其也是糖尿病患者微血管和大血管病变的危险因素。尿蛋白阳性一般以"+"显示，"+"越多表示尿液中含的蛋白质越多。蛋白质较多，如有 3 个"+"或 4 个"+"，一般是肾脏功能异常的表现，需要进一步行血液检查、肾脏 B 超等来判断病情、查找原因。当然，尿液里有泡沫不代表一定是蛋白尿，大家也不要看"沫"色变，有时候太劳累或剧烈运动后也会出现生理性蛋白尿，具体情况需要以检查结果为准，也可休息一段时间后再复查。

最后，管型尿机制复杂一点，大家稍微了解了解就可以了，真的遇到的话还是多问问医生吧。管型是肾小管中形成的蛋白质凝聚物，可以分为透明管型、颗粒管型、蜡样管型等，有时候尿常规里出现管型但其他检查都正常，此时不必太担心。如果尿常规里反复出现多种形态的管型，需要在医生的指导下做其他相关检查以明确诊断。

这里给大家一些小贴士：做尿常规检查时，医生一般会建议留早晨的尿液，因为早晨的尿液相对来说浓缩度较高，更加容易发现问题。留尿时还需要注意的是，最好留取小便时中间那段的尿液（掐头去尾取中间），这样可排除刚排尿和排尿快结束时尿道口对尿液的污染；尿标本采集时需要将尿液放在清洁干燥的容器内，医院会提供留尿的杯子和尿管，大家先用杯子接好再倒入尿管中即可，注意不要在便池内采集尿标本哦！尿标本留好后要及时送检验科，以免尿液污染，尤其是夏天，尿液在室温下容易变质从而影响检测结果。

（2）血液检查

血液检查的重要性大家可想而知，它是诊断和判断肾脏病分期的重要项目。早期血液检查指标可能无明显异常，但当肾脏病进展到一定阶段时，血液的各项指标就会出现异常。

首先是血常规检查，慢性肾脏病早期患者的血常规可以没有明显异常，当疾病进展到中后期，合并轻度或中度贫血，血常规检查中会出现红细胞和血红蛋白下降，这与肾脏的内分泌功能受影响有关。

当肾脏的排泄功能受损，除了前面提到的会出现水肿，在血液检查中的表现是人体的一些代谢废物无法清除，从而出现相关指标上升，如血肌酐、尿酸、尿素氮、钾、磷、钙等，一般检测肾功能、电解质即可确定。

很多肾脏病起病较隐匿，早期无明显症状，肾功能检查能反映患者的肾功能状况，所以肾功能检查也是常规体检项目。肾功能检查是判断肾脏病严重程度、预测疾病预后、确定治疗效果以及调整某些药物剂量的重要依据。其中，血肌酐浓度可在一定程度上准确反映肾小球滤过功能的损害程度。早期或轻度肾功能损害时，由于肾脏存在一定的储备力和代偿力，血肌酐浓度可以表现为正常，当肾功能持续下降时，血肌酐数值会持续上升。

血清尿素是人体蛋白质的代谢产物，主要经肾小球滤过并随尿液排出体外，因此通过测定血清尿素，可了解肾小球的滤过功能。肾功能轻度受损时，尿素检测值可无变化。因此，尿素测定不能作为肾脏病早期肾功能的测定指标，但对肾功能衰竭，尤其是氮质血症的诊断有特殊的价值。但是，泌尿系统疾病如尿路结石、高蛋白饮食、妊娠后期妇女等也会引起血清尿素值升高。如果血肌酐和血清尿素同时增高，可能提示肾功能重度损害。

尿酸是体内嘌呤代谢的终末产物，主要经肾脏排泄，因而测定尿酸也能够了解肾脏的功能。尿酸升高常见于慢性肾炎、痛风等的诊断。

当然，还有一些指标如血清胱抑素 C、血 β_2-微球蛋白的异常，都能提示肾功能受损。血 β_2-微球蛋白是由淋巴细胞、血小板、多形核白细胞产生的一种小分子蛋白，其绝大部分在近端肾小管吸收。其实，在评估肾小球滤过功能方面，β_2-微球蛋白比血肌酐更灵敏。但是，血 β_2-微球蛋白增高不仅仅见于肾功能减退，一些肿瘤、自身免疫性疾病中该指标也会上升。血清胱抑素 C 是比较新的指标，作为反映肾小球滤过率指标优于内生肌酐清除率（Cr），但是观察窗口比较窄，目前正被越来越多的医生用于评价糖尿病肾病患者的肾脏滤过功能早期损伤情况，同时用于评估血液透析患者肾功能的改变、透析膜的充分性和透析膜清除低分子量蛋白质的功能以及肿瘤化疗中肾功能的检测。

电解质检查包括钾、钠、氯、二氧化碳结合力、钙、磷和镁的测定。因为多数患者肾功能异常时，容易有电解质紊乱、体液失衡，所以肾友日常随访时电解质为常规评估项目。其中需要特别关注的是血钾情况，最常见的是高钾血症，当患者血钾增高时，可表现为口腔和嘴唇麻木、四肢无力，甚至引发心律失常，所以每次随访时医生都会强调含钾高的食物一定要少吃。然后需要关注的就是钠和氯，部分肾友日常盐的摄入量不加控制，血压往往较高且不易控制，血检可出现血钠、血氯的升高。也有肾友腹泻脱水或者出汗较多，也可以出现低钠血症。还有部分肾友容易出现钙、磷代谢紊乱。二氧化碳的结合力可以反映体内酸碱平衡失调的程度，如果明显减少，则可以反映肾脏排酸能力的下降。

另外，部分肾友食欲差、进食量少、饮食结构不合理时，血检中的营养指标如白蛋白、前白蛋白会出现不同程度的下降。这些可作为调整饮食量和饮食结构或医生进行营养干预的依据。

以上就是基于我的了解对于血液检查相关指标的解读，其实我们总说"对症下药、因时制宜"，有时也不能单看某一指标，需要结合临床资料和其他检测结果进行综合分析，所以在取得检查报告时，需要咨询医生，听取专业医生的意见。我曾在门诊随访时遇到一位外地肾友，他在旅游期间因不适来医院就诊，抽完血拿到报告后就自己先看了报告，发现有一项指标较上一次检查升高了，非常担心，然后就开始责怪家属不应该出来旅游，大家互相各种抱怨，旅游也没了心情。赶紧去问医生，医生查看过他既往报告后发现，这项指标的参考值范围两家医院稍有不同，评估下来并没有明显差异。所以，肾友们在自己查看报告时也要注意参考值范围，可能不同医院的检测设备不同，参考值范围也略有不同，需要以就诊医院提供的参考值范围为准。另外，如果更换医院就诊，最好将既往就诊的检查结果一起提供给医生，方便医生综合考虑。

（3）影像学检查

针对肾脏病，比较常见的影像学检查项目是肾脏B超，其是肾脏病的诊断检查中必不可少的检查项目。肾脏B超是在人体外进行的检查，经济方便，检查时没有疼痛，检查前也不需要憋尿。肾脏B超可以根据肾脏的形态、位置、局部病理变化等诊断肾脏疾病、观察治疗效果、判断预后等，是一项很有意义的检查。我想，此刻正在阅读这本书的读者们，不管是出于何种原因，一定跟我当初的心态一样，希望尽可能多地了解肾脏检查方面的内容，那么我就多分享一些我的所知所感吧。

最初，我的肾脏B超报告显示我有肾脏缩小和皮质变薄的症状，我当时不懂这些专业名词，于是咨询了医生。医生说肾脏疾病分急性和慢性，如果是急性肾脏病，一般会表现为肾脏变大，而慢性肾脏病一般会表现为肾脏缩小和皮质变薄。其实，肾脏B超还能发现很多肾脏的其他问题，如有的患者体检发现肾脏无回声区，原来是肾囊肿，或一种具有遗传性的慢性肾脏病——多囊肾；有的患者突然腰痛，但无扭伤经历，这时行肾脏B超检查，发现有强回声区，原来是肾结石，肾脏B超能检出直径小至3 mm的结石；尿路梗阻造成的肾积水也能通过肾脏B超准确发现。现在，大家是不是也觉得肾脏B超的功能还挺强大的？

肾脏CT检查在临床检查中也有非常重要的意义，包括CT平扫、CT增强扫描、三维CT重建等。肾脏CT检查能够查明肾脏内是否存在肿块及肿块的大小、形态、位置、侵犯范围，还能识别肿块的性质，如囊性、实质性、脂肪性或钙化性，因此临床常用于肾脏肿瘤的定性诊断。肾脏如出现一些细小钙化，如结石或阴性结石，这些细小钙化在X线的照射下不能显示出来，只有通过肾脏CT检查才能显示出来。同时，肾脏CT检查能确定肾脏是否存在先天性发育异常及提示肾脏功能受损的原因，为肾囊肿或多囊肾诊断提供重要依据。肾脏CT检查也能显示肾内破坏及肾周脓肿等情况，对肾结核的诊断有较大价值，还可用于判断肾脏损伤的部位、范围和肾周血肿，以及监测术后并发症的发生。

（4）经皮肾穿刺活检术

前面提到过"肾活检"，想必大家还有印象吧，其全称就是"经皮肾穿刺活检术"。结合我这些年住院期间遇到的各类肾友，发现大家有个共同的特点：害怕肾活检，不理解，甚至拒绝肾活检。谁说不是呢，肾活检这个名字听起来就怪吓人的。肾活检就是穿刺针在肾脏病变区域取活体组织行病理学检查，想想就觉得很疼，对肾脏也会有损伤，一时间让人难以接受。前面我跟大家说过，肾穿刺是诊断肾脏病的"金标准"，肾穿刺获得的病理检查结果，对以后肾脏病治疗方案的制订、判断预后都具有重要的意义。我还了解到，肾活检其实是一项比较成熟的病理检查手段，为我进行治疗的医院已经开展肾活检几十年了，医生的技术很娴熟，我在接受穿刺的过程中不适感也没有很强烈，并且这些年我遇到的肾友穿刺后似乎恢复得都挺快的。

之所以让大家不要太过紧张，是因为肾活检的安全性是有保障的。它是全程在B超引导下进行的，在B超室即可完成。在做检查前，护士告知

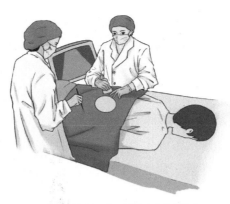

超声引导下经皮肾穿刺活检术

我一定要保持良好的心态，如果肾穿刺前过于紧张，会导致血压升高，影响穿刺进程，所以肾穿刺前要尽量保持放松。医生也对我进行了详细的病史询问，包括我的身体状况、用药史、疾病史等。同时，也让我做了一些相关检查，以了解我的身体状态，尽可能避免术后并发症的发生。护士还让我在床上趴着练习憋气，并且练习在床上大小便。检查前须自行备好便盆、吸管等，检查当日避免进食容易引起胀气的食物。

　　肾穿刺时医生会协助被检查者趴着摆好体位，并在其腹部垫一个枕头，然后B超室的医生和穿刺医生会根据肾脏的位置、大小等共同确定进针的部位和方向。被检查者憋一口气，"砰"的一声组织就取好了。医生会根据取出组织的情况决定穿刺的次数，大部分肾友取2～3次，一般不超过4次。根据我的经历及大多数我遇到的肾友们的反馈，肾活检没有我们想象中的那么恐怖和疼痛，一般半小时左右就完成了，整个过程也仅仅会觉得腰部有酸胀感，完全能接受。因为好奇，我还请护士给我看了用于肾穿刺的穿刺针，穿刺针很细，仅比平常挂水用的静脉输液针粗一点点。

　　当然，任何有创的检查都可能有风险。肾活检后最常见的并发症是血尿，发生率几乎达到100%。镜下血尿是指出血比较轻微，尿液检查时可发现红细胞数目超标，但是肉眼观察不到尿液颜色变化。也有肾友会发生肉眼血尿，即出血量较多，尿液中的红细胞数目也因此比较多，通过肉眼观察就可以发现尿液颜色发红，但是发生率很低，只有2%～5%。遇到这种情况无须紧张，血尿多在术后1～3天就会自行消失。也有的肾友会在肾穿刺点周围出现血肿，医生说这是比较常见的并发症，绝大部分情况下也是能够自愈的。为减少这些术后并发症的发生，护士会交代肾友术后绝对平卧 6 小时，6 小时之后在陪护人员及医护人员的协助下，可以在床上翻身，但幅度不可以过大，24 小时内尽量不下床，包括大小便都需要在床上进行。因为很多人不适应，所以需要在检查前进行练习。正确认识，积极配合医护人员，是减少并发症的关键。此外，24 小时后虽然可以下床，但还是要注意尽量避免腰部负重，比如不要提重物，不要活动幅度太大等，并且肾活检术后 3 天内尽可能以卧床为主。肾活检后的自我观察也很重要，如果肾友们出现了腹痛、腰痛甚至触摸到腰腹部有包块，一定要及时反馈给医生和护士。

最后，我想跟大家提的是，医生说并不是所有的肾脏情况都需要进行肾活检。肾活检主要用于以下几种情况：① 各种肾炎，包括原发性和继发性肾炎，大部分情况下肾友表现为持续的蛋白尿、血尿，这种情况下进行活检能够明确病理类型，进行针对性治疗；② 不明原因的肾功能进行性下降，此时肾活检能够帮助查明原因；③ 一些怀疑有家族性、遗传性肾脏病的肾友可通过肾活检进一步明确是否存在相关的肾脏病；④ 部分已经进行过肾移植的肾友，如果出现新发的肾脏病表现或肾功能出现了改变，需要进行肾活检来明确诊断。

上面说的检查，医生会根据个人的实际情况进行综合分析，以便综合评估、准确诊断，肾友们做好配合就可以啦！

肾脏生病了，全身都需要检查

前面我已介绍过，我到医院住院检查时已经处于慢性肾脏病4期了，实际上基本是在慢性肾脏病5期（终末期）的边缘。确诊后，医护人员给我普及了很多慢性肾脏病的知识，例如，出院后要做到合理优质低蛋白饮食，适当控制饮水，积极控制血压，纠正贫血，注意休息，积极调整心态，定期复查，等等。感谢医护人员的"不离不弃"和暖心鼓励。在医护人员的指导下，我严格做好自我管理，症状和各项指标维持了半年。但是，半年后随访检查时发现，肌酐、血钾等一些肾功能和电解质指标居高不下，尤其是贫血问题一直得不到纠正，虽然一直在补充促红细胞生成素和铁剂；血压也在进行性升高，愈发难以控制；呼出的气体还有一股尿素味，其他一些指标也提示存在酸中毒情况。医生告诉我，我需要考虑透析了。选择何种透析方式，除了个人意愿外，身体情况也是需要考虑的一个重要因素。换句话说，在透析之前，还需要完善身体各方面的检查。

到了要面对透析的时候，我再一次住进了医院。虽然跟大家说要保持平常心，但正式开始透析时心里多多少少还是有点惴惴不安。我的主治医生具有很强的洞察力，他鼓励我说："有点担心是吧？这半年来其实你做得挺好的，延缓了肾功能的衰退。现在虽然要透析了，但只要继续做好自我管理，还是可以正常生活的。你不是知道嘛，很多透析肾友的生活也很多姿多彩呀！"

安慰归安慰，问诊和查体一点都不含糊。医生再次对我的情况进行了"刨根问底"，包括以前生过什么病、有没有做过手术、做什么工作、有没有疾病家族史等；不仅如此，他还对我从上到下进行了仔细的查体，包括用听诊器听我的心脏搏动、对我的腹部进行触诊等，甚至连我的指甲都检查了。看到我疑惑的眼神，医生解释道，我的身体情况决定了后续透析方式的选择，比如有的人得过疝气没有进行修补手术，有的人灰指甲症状很严重，等等，这些情况都不能进行腹膜透析；有的人血管条件不好，不利于建立血液透析用的通路，那可能就不优先选择血液透析。当然，除了问诊、检查身体，我还做了一系列其他的检查。为了评估心脏功能，我做了心电图、心脏超声检查；还拍了胸片、腹部 B 超，分别是为了评估我的胸部及腹腔器官的情况；也进行了肢体的血管彩超检查，目的是评估我的血管条件，判断是否可以行自体动静脉内瘘建立术。

知己知彼，百战不殆，我是全面配合所有检查的。在透析前全面评估后再考虑透析方式，是对自己最大的负责。

医生对我进行问诊后的第二天早晨，护士又给我抽了好几管血。说实话，最近贫血严重，一直得不到很好的纠正，看到那么多血，真的非常心疼，也有点困惑，已经做这么多检查了，为什么还要抽这么多血？尤其好多项目都是在门诊随访过程中定期检查的。护士看到我的困惑，耐心地为我解释了验血的项目和大概用途。原来，除了前面我们知道的血常规、生化全套外，还有凝血功能、输血前检查等，肾功能和电解质检查更是必不可少，医生需要根据相关的指标计算肾小球滤过率，结合我的症状选择合适的透析时机。检查肾功能是为了明确患者的肾功能状态，在此稍微解释一下肾功能下降后大家都比较关心的一个指标——血肌酐。网上可能可以搜到血肌酐的概念，在以往，血肌酐＞ 707 μmol/L 就可诊断为尿毒症，也就是需要透析了，但现在不完全参照这一个值，因为一个年轻的、身强力壮的男性跟一个年纪大的、身体虚弱的女性相比，同样的血肌酐值反映的肾功能损害程度是不一样的，因此该指标只能作为参考，何时开始透析应由有资质的肾脏专科医生结合综合检查结果决定。我在门诊看病时看到不少肾友看血肌酐值就像看股票涨跌一样，心情随着该指标的波动而波澜起伏。血肌酐值需要用平常心去看待。检查电解质是为了明确肾友是否有高钾血症、代谢性酸中毒以及确定血钠水平，这些指标也是何时启动透析的参考项目。透析后也会常规进行电解质检查，并以此为参考制订透析的治疗方案，调整透析液里电解质的浓度。

输血前检查项目包括肝炎病毒、艾滋病病毒和梅毒螺旋体等指标的检测，防止肾友因共用透析机，将病原体传染给其他患者或工作人员。这些也是透析方式选择及安排的重要参考指标。

肾功能衰竭患者常有血管内皮的损伤，体内蓄积的毒素反复侵害血管壁，激活凝血因子，凝血酶不断产生，所以相对于普通人来说，肾功能衰竭患者发生血栓栓塞的风险高很多。检查凝血功能是为了更准确地评估肾友的凝血状态，为透析抗凝方案的制订做准备。

以上是我透析前的检查项目，肯定有局限性，可能还不止这么多。透析前检查项目因人而异，鉴于该部分内容的专业性，小沈提醒大家遵医嘱执行就可以了。同时友情提醒：要与医护人员进行充分的沟通，不要有任何隐瞒，有顾虑也要及时提出。其实到了医院你就会发现，在疾病治疗和身体康复方面，医护人员自始至终都是跟你目标一致的战友，他们比谁都希望你好。

如何帮助生病的肾脏继续工作

三

经过全面的检查，医生告知我身体各方面情况还可以，现在面临的问题是需要选择一种肾脏替代治疗的方式。这是一个不得不面对的选择，但也是一个难以抉择的问题。虽然知道自己的病情会进展到这一步，但真正要面对的时候还是有很多顾虑——我到底应该选择哪种治疗方式？这种治疗方式效果怎么样？治疗过程中会不会出现其他问题？这些问题会给我带来怎样的影响？是不是一旦选择了一种治疗方式，就意味着以后不能更换了？如果可以更换，治疗方式的先后顺序是不是也很重要？带着这些疑惑，我再次来到医院的慢性肾脏病门诊，咨询这里的医生和护士，希望能寻求到帮助，让他们给我答疑解惑。专业的医生和护士果然没有让我失望，他们不仅给我讲解了肾脏替代治疗的概念和各种方式，还详细介绍了不同治疗方式的原理、现状及优缺点，解答了我对后续治疗的很多疑惑。

不知道细心的你们有没有发现，前面我提到的是透析，这里讲的是"肾脏替代治疗"。"肾脏替代治疗"是医疗专业术语，是指肾脏病发展到最后阶段需要选择一种方式替代或部分替代已经不能正常工作的肾脏继续完成它的工作，保障身体这个"大机器"继续运转。肾脏替代治疗主要有三种方式：血液透析、腹膜透析及肾移植。如果肾脏不能继续工作了，可以选择利用自身腹膜进行居家腹膜透析，也可以选择到医院进行血液透析；如果有合适的肾源，可以在有资质的医院接受肾移植。也是到这一刻我才知道，肾移植也是肾脏替代治疗的一种方式，它也不是一劳永逸的。肾脏替代治疗方式的选择，可以根据实际需要进行转换。当然，治疗方式的转换需要医护人员结合每个人的具体情况，经过专业的评估并进行一定的准备工作才能实现。

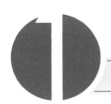

肾脏替代治疗之血液透析

血液透析一般简称"血透"，有时候也会称之为"洗肾"。相对于腹膜透析，肾友们可能更熟悉血液透析。想必大家应该听说过，在电视剧或新闻节目里也看到过这样的场景：某人患了尿毒症，需要到医院进行血液透析治疗，治疗时，他人需要躺在专门的透析床或透析椅上，旁边是一台跟家用单开门冰箱类似大小的机器，治疗时需要将血液通过专门的管路引到身体外，经过透析器进行过滤，清洗后再回输到人体内。因为这种透析方式需要依靠机器进行，而且连接人体和机器的通路也需要由护士进行专业的操作，所以血液透析必须在医院进行。

当然，国内外医疗模式存在差异，一些发达国家也有肾友购买设备在家自己进行血液透析，但区域内会有专门的医护人员作为后援保障。因涉及安全、伦理等因素，国内尚无法进行居家血液透析。

血液透析治疗的原理是将人体的血液从身体里引出，经过体外循环的管路进入透析器，透析器中进行最关键的一步是"清洗"，这里的清洗不是真的放入水中进行清洗，血液透析治疗时会在机器外部安装一个专门的过滤膜，专业名称叫血液透析器，是血液透析的"核心"部件。血液透析器就是平常所说的"人工肾"，外部形状看似简单，内部实则大有乾坤。目前在医院使用最广泛的是空心纤维型透析器，由 8 000～12 000 根中空纤维构成，通过它，血液中多余的毒素和水分可以被过滤出去，并将清洗过的血液运回身体内。在这个过程中，透析机除提供合适温度和浓度的透析液与血液在透析器内进行物质交换外，还会对在身体外循环的血液进行各种监测，包括压力监测、空气监测，并对清除的水量进行计量，以保证治疗的安全。当然，除了设备、耗材，在治疗过程中肾友还会得到医护人员的精心照顾。血液透析清除的毒素有 200 多种，且分子量大小不一，可分为小分子毒素、中分子毒素、大分子毒素、与蛋白结合的毒素。我们经常检测的尿素氮、肌酐等因为比较容易检测，所以常常用来代表体内毒素清除情况。毒素的分子量大小不同，选择的透析模式也不同。如肌酐、尿素氮、尿酸、钾等代谢废物是小分子毒素，普通血液透析可以清除；β_2-微球蛋白是中分子毒素，可通过血液透析滤过清除；同型半胱氨酸等是与蛋白结合的毒素，需要通过血液灌流清除。在治疗过程中具体选择何种治疗模式，医生会结合患者不同时间段的身体需求给出不同的建议和安排。

人体的血液占体重的 6%～8%，这个量是比较大的，血液透析为了维持我们身体的正常功能，不能一下将大量的血液引入机器进行清洗，因此血液透析需要循环往复多次进行，相当于透析是持续地进行循环清洗从而逐步降低身体内蓄积的水分和毒素，每次血液透析需要持续 4 小时左右才可以将蓄积在身体内的水分和毒素清除干净。由于身体每时每刻都在工作，所以每时每刻都会有毒素产生，血液透析一段时间以后身体多余的水分和毒素再次蓄积又会让人感觉不舒服，尿毒症患者需要定期到医院进行血液透析就是这个原因。一般来说，接受血液透析治疗的患者每周需要去医院 3 次，每次 4 小时，并且需要配合透析中心的要求和安排来决定透析时间。因此，一旦选择血液透析，时间、地点也是需要考虑的重要因素。

血液透析之所以可以顺利进行，除了需要专门的透析机器和材料之外，还有一条也很关键，就是怎么能顺利地将人体的血液以合适的速度引流到机器中，就像灌溉农田需要开渠引水一样，成功的血液透析也需要医生先给患者建立好透析的"渠道"，通过这个"渠道"使血液以合适的流速引入机器中是血液透析的先决条件。医学上将这个"渠道"称为透析用血管通路。而血管通路又被称为透析肾友的"生命线"。

随着医学技术的不断发展，现在血液透析用血管通路的种类也越来越多，共分为三类。第一类，可以在颈部或大腿根部等血管比较粗的地方直接手术放置一根双腔导管与血液透析机器连接进行透析治疗，称为中心静脉导管，该通路在手术建立后就可以直接用于透析了，但是肾友的舒适度较低，尤其是夏天，出汗后会增加瘙痒感，并且还容易发生感染，活动、洗澡等需要格外小心；第二类，如果肾友自己的血管条件比较好，医生会评估后将手臂的动脉和静脉血管做一个小手术进行连接，手术的名称叫"自体动-静脉内瘘成形术"，这种通路创伤小、并发症少、费用低，但是需要经历4～8周的成熟期，待瘘管成熟后才可以进行穿刺，并且每次透析时都需要穿刺两针，肾友疼痛感会比较明显；第三类，由于人体的血管是不可再生资源，尤其在老年肾友、透析龄延长的肾友中，当自身血管条件不足或血管资源耗竭时，也可选择人造血管。人造血管仿真度较高，长时间使用不会发生退化、破裂等，并且随着技术的发展，人造血管与人体的生物相容性越来越好。但是人造血管的费用相对昂贵，且较自身血管而言更容易出现血管闭塞或狭窄。听我的主治医生讲，目前尚无绝对理想的血管通路类型，每种通路都有各自的优缺点，适用于不同的状况。目前，医生和护士比较推荐的血管通路为自体动-静脉内瘘。

如果有肾友因为各种原因选择血液透析，可以提前规划，进行手臂锻炼，保护好血管资源，选择合适的时机提前做好血管通路，减少不必要的"通路过渡"。同时，也需要了解相关的透析机构，选择离家比较近、出入方便的透析地点，尽早做好登记预约。

肾脏替代治疗之腹膜透析

　　腹膜透析是我最终选择的透析方式，也是本书重点分享的一种治疗模式。当然，医生最初给我介绍该治疗时，我对它可没这么亲切。

　　腹膜透析简称"腹透"，有些地方会通俗地称为"洗肚子"，这是因为这种治疗是通过人体腹腔内自身的腹膜来实现的。在开始腹膜透析前，医生需要在肾友的腹部通过手术植入1根硅胶导管，外面再接上1个接头和短管，这样就建好了透析的通路，这个通路和前面提到的血液透析的血管通路功能类似。通过这个通路每天将腹膜透析液灌入腹腔，通过腹膜透析液的"灌入——停留——引流"，就可以把身体内多余的毒素和水分"清洗"干净。其中的原理是，人体腹腔内的腹膜上有丰富的毛细血管，人体的血管具有通透性，这些毛细血管也不例外，血管的这种特性相当于血液透析的透析器，可以让血液中多余的物质渗透到透析液中，而透析液中对人体有用的物质也可以进入到血液中，通过每天连续进行透析液交换从而达到一定的平衡。前面医生在介绍血液透析的时候提到，血液透析的透析器是由上万根中空纤维膜组成的。实际上，人体的腹膜一点也不逊色。腹膜在人体的腹腔内蜿蜒曲折，分为壁腹膜和脏腹膜，面积较大，可保证透析液与血液的接触面积，所以腹膜透析是更好的"去机械化"的透析方式。当透析液进入腹腔后，人体内的尿素氮、肌酐、尿酸、钾、钠等代谢产物和电解质，就会通过腹膜上的膜孔慢慢进入透析液中，医生说这是利用一种叫作"弥散"的原理，大概的意思是物质可以通过半透膜从高浓度一侧向低浓度一侧移动。由于腹膜的特点，除了刚刚提到的肌酐、电解质等小分子物质，一些中或大分子物质如血微球蛋白（肾友们可关注一下随访时的化验单，肾功能受损后医生经常会查该指标）随着透析液在腹腔内的停留也能够得到部分清除。部分肾友可能会问，水分是如何清除的呢？腹膜透析液里面含有葡萄糖，它就像海绵一样，会把身体内多余的水分通过腹膜吸到腹膜透析液中，这个过程叫作"渗透"。通过以上过程，一定时间后就可以将含有废物的透析液排出，再灌入新的透析液，再次进行交换，从而达到我们身体的排泄需求。我第一次听医生跟我介绍腹膜透析时觉得很不可思议，人体腹膜竟有如此强大的功能。

相较于血液透析，腹膜透析对小分子毒素清除率较低，但对中分子毒素清除效率较高。医生还给我总结了两种透析模式清除毒素的特点，进行血液透析的肾友，身体里的毒素水平呈波浪式变化，而进行腹膜透析的肾友，身体里的毒素会相对保持在一个身体能接受的大约是血液透析肾友平均值的水平。显而易见，平稳的毒素水平更有利于身体内环境的稳定。这也是腹膜透析相对来说更容易保护残余肾功能的原因之一。

医生会根据每个人的身体状况进行整体的评价，并给每个人制订合理的透析方案，也就是使用什么规格的透析液，每天进行几袋透析液的交换，每次将透析液在腹腔停留多长时间。一般来说，刚开始进行腹膜透析的肾友，可能会每天交换3～4次，每次透析液在腹腔中停留约4小时。

我在做功课的时候发现，目前接受肾脏替代治疗的人群中还是以进行血液透析者居多，这是不是说明血液透析比较可靠、安全一些？心存疑惑的我向医生提出了这个疑问。医生告诉我，这可能跟血液透析悠久的历史、成熟的技术、"生病后就得到医院治疗"的传统理念以及大家对腹膜透析的不了解等原因有关。还有一点，之前很多腹膜透析肾友卫生习惯不好，遵医行为差，并且一些开展了腹膜透析的医疗单位后续的患者管理跟不上，培训和随访不到位，导致一些腹膜透析肾友出现相关并发症如腹膜炎等，从而使进行腹膜透析的患者生存率低于进行血液透析的患者。但近年来这些问题已经得到了极大的改善，腹膜炎发生率越来越低，很多医院有专门的腹膜透析中心，配备专职腹膜透析医护人员对患者进行管理。事实上，腹膜透析和血液透析患者的存活率相差不大。而相较于血液透析，腹膜透析的优点也有很多。首先，腹膜透析不依赖于医院里专门的透析机和医护人员，也就是说，不需要每周多次在固定时间往返医院。其次，腹膜透析操作起来比较简单，经过专业医护人员的培训并通过考核后就可以在自己家中进行透析，而且每天开始治疗的时间也可以依据个人的生活和工作需求进行适当调整，这样的治疗方式基本不影响工作。因此，腹膜透析可以更好地让肾友们回归社会，也可以减轻肾友的家庭照顾负担。仅这些优点，就使得近年来越来越多的肾友选择腹膜透析。最后，腹膜透析是缓慢地清除身体内的毒素和水分，对人体血液循环系统影响小，可以更好地保护肾友的心脏和残余肾功能。其实，腹膜透析还有一些不易察觉的优点，比如有的肾友怕痛，在选择血液透析后，每次透析的穿刺，对他们来说都是一次痛苦的经历；还有的肾友，在血液透析时看到自己身体内鲜红的血液在外面循环，有种特别的不安全感。相对而言，腹膜透析不存在这些问题。另外，近年来随着医学与工程学、信息学等的融合发展，可以代替手工进行的自动化腹膜透析机应运而生，并且得到了越来越广泛的应用。这对于一些上班族、老人和儿童来说就更加便利了，因为借助自动化腹膜透析机进行治疗，治疗时间相对灵活，可以根据自己的工作、生活等适当安排治疗时间，尤其是对于白天工作、夜间治疗的肾友，他们只要设定好自动化腹膜透析机上的治疗参数、连接好腹膜透析液就可以安心休息了，减少了手工进行换液对休息的影响，是一个不错的选择。更值得一提的是，使用自动化腹膜透析机进行治疗可以减少手工操作的多次连接和分离，有效降低感染的风险。不仅如此，随着互联网技术的发展，目前最新一代的自动化腹膜透析机还具有远程传输和监控功能，医院的监控界面可以远程为肾友制订好透析方案并发送，而居家治疗端的治疗数据也可以传输到相应的医院，方便医护人员及时发现治疗的情况，让居家透析肾友可以更加安心地居家透析。

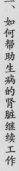

肾脏替代治疗之肾移植

肾移植，俗称"换肾"，指接受他人提供的健康肾脏，用以替代患者已经不能正常工作的肾脏。肾移植可以避免一些长期透析带来的并发症，如皮肤瘙痒、营养物质丢失、肾性骨病等，是目前最理想、最能改善肾友生活质量的肾脏替代治疗方式。因为肾对人体血液净化的效率远远高于各种透析，成功进行肾移植后，身体的感觉会比透析时好很多，人一般会觉得更有精神、气色更好。大部分人进行肾移植术后可以恢复肾脏功能，但需要了解的是，肾移植术后排异反应将伴随终身，因此肾移植术后需要终身服用免疫抑制药物进行抗排异治疗。免疫抑制药物的使用会导致身体抵抗力低下，易诱发各种并发症或疾病。所以肾移植并不是一劳永逸的，必须严格遵医嘱服药、定期复诊、养成良好的生活习惯、配合治疗，才能保持良好的效果。另外，肾移植手术虽说是换肾，但与其他器官移植手术不同，该手术不是用正常的肾脏把坏了的肾脏换下来，而是在患者的腹部将合适的肾脏植入，但不移走原来的肾脏，也就是说接受了肾移植术后，患者体内就会有 3 个肾脏了。

一般来说，单纯的肾移植手术须历时 3～4 小时，加上术前麻醉以及术后在苏醒室的清醒时间，患者通常会在手术室待 5 小时左右，并且大部分医院在患者做完肾移植手术后会让患者直接进入重症监护室进行监护。肾源的获得是这种治疗方式的先决条件，很多有爱心的人士在生前会签署"器官捐献意向书"，成为器官捐献志愿者，即使在生命的最后时刻也要为社会奉献爱心。除此以外，大家在日常新闻或广播中会听到"某人因车祸或其他意外伤害无法救治或抢救无效等情况，其家属会选择器官捐献以帮助更多有需要的人"等类似的新闻，这些都是移植器官供体的来源。中国人体器官捐献管理中心是人体器官捐献的接收单位，中心设有"中国人体器官分配与共享系统"，每个地区都需要有资质的医院申请后获得捐献器官的共享信息。需要进行器官移植的患者，可以到具有资质的医院填写器官移植知情同意书（申请书），由医院相关负责人员核对信息后，上传到系统中，即进入自由分配的名单中，然后就可等待器官分配了。但是，与器官捐献志愿者相比，尿毒症患者的数量逐年增长，所以很多尿毒症患者能够等到肾源的机会渺茫。当然，还有另外一种肾移植方式，就是亲属之间的器官移植，父母子女间、兄弟姐妹间肾移植成功的案例都有过新闻报道。相对来说，亲属间肾移植的排斥概率、费用更低，但也要考虑年龄、亲属身体承受能力、家庭关系等各方面因素，同时也需要强大的心理建设。

很多进入终末期的肾友可能更倾向于尽快行肾移植手术。医生提醒，这个时候不能着急，等待一个适合的肾脏比尽快进行肾移植更加重要。也就是说，等待一个匹配程度高、适合的肾才应该放在考虑的首位。对于计划肾移植的肾友，在等待肾源的过程中，充分清除体内潴留的毒素，纠正贫血、高血压、感染等并发症，维持内环境稳定，为手术创造理想条件是重中之重。那你可能要问：在等待过程中我该选择哪种透析方式呢？这就又回到我们前面所讲的内容了，这需要根据自身的情况与医生共同决策，透析方式并不影响肾移植术后存活率。

那么，是不是所有的尿毒症肾友都适合肾移植？答案显而易见，不是。据医生介绍，一些同时合并有恶性肿瘤并且没有经过治疗，患有肝炎并且在病毒活动期，有活动性消化道溃疡并且未经控制，以及体内存在活动性的慢性感染如活动性肺结核、尿路感染等，这些情况都不适合进行肾移植。因为我患有高血压，所以也比较担心高血压是不是肾移植的禁忌证。医生说高血压、糖尿病都不是肾移植的禁忌证，相反的是，一旦肾移植成功，高血压、糖尿病等都可能会得到明显改善。

肾移植相关的经济负担也是需要考虑的因素。因为肾移植不仅有手术相关费用，术后长期的抗排异药也是一笔不小的开销。此外，术后第一年的复查比较密集，也非常消耗时间，这是因为术后第一年排异风险较高。有条件的肾友术后第一年应尽可能以休息为主，不要急于恢复工作，以免影响身体，导致功亏一篑。

　　如果你想了解更多肾脏替代治疗的相关信息，可以咨询就诊医院的专科医生，他们可以解答每个人不同的疑问。

与医生聊聊我的治疗选择

截至目前，我虽然已对各种肾脏替代治疗方式有了一定的了解，但对具体的治疗方式仍较难抉择。医生对此非常理解，他将我和我的父母约到一起，实际上是跟我们一起进行共同决策。医生对我们说："按照工作的规范要求，我应该讲明白了肾脏替代治疗的利弊，你们可以自己进行选择，如果有不明白的，可以提出。但是小沈真的太年轻了，未来还有无限种可能。尿毒症只是一种慢性疾病，治疗得当，患者可以正常生活、工作。并且尿毒症的治疗，经过几十年的发展，已经很成熟了。你们全家要共同努力，要有信心，相信开始透析不是给尿毒症患者'宣判死刑'，而是让他们可以更好地生活。"

医生之所以这么说，是因为肾脏病发生的年龄不同，进展的速度不同，发展到尿毒症需要进行肾脏替代治疗时的年龄不同，合并或者伴发的病症不同，个体的承受能力不同，患者及其家属的期望值不同，家庭经济条件不同，所以可以有不同的选择。医生之所以那么坚定地让我尽早选择透析，首先是因为我还比较年轻，如果情况稳定，透析几十年没有问题，或者在透析的过程中，有机会换肾就更好了；其次是因为我一般状况都还可以，只有血压和血脂稍微高了些，也就是说我身体其他器官的功能受治疗方式的影响不大。

保守治疗是指在达到尿毒症诊断标准时，不积极选择肾脏替代治疗的方式，而是继续通过药物和生活方式的改变去尽量维持身体状态稳定的一种治疗方式。诊断为尿毒症后保守治疗的时间虽然可长可短，但是像我这样的年轻人选择保守治疗只会让身体状况每况愈下。目前，肾内科医生比较推荐"适时透析"，这是医生专业的建议，也是我和医生共同决策的第一步。

在坚定了自己需要选择一种肾脏替代治疗方式的决心后，下一步我需要和医生共同决策的事情就是选择具体的治疗方式。我的父母在我确诊后就一直有一个想法，他们想移植一个肾脏给我。但是我们三个人的血型都不同，医生说，严格意义上讲，血型必须完全相同才能做肾移植，所以不建议刚开始就进行亲属间的肾移植手术。我对肾移植手术的顾虑还有其他两个：第一就是肾源问题，不能接受亲体间肾移植，那么等待人体器官捐献管理中心的分配，短期内较难实现，也就是说我的身体不允许我静等分配到肾源或长或短的期限，这期间还是要面临透析；第二是手术费用问题，我的父母只是普通工薪族，我也刚工作不久，去年又按揭买了套房，准备结婚用，所以攒够手术费还需要一段时间。鉴于以上两个顾虑，我和医生商量暂时不考虑肾移植的治疗方式。医生也赞同我的想法，那么接下来就是考虑选择血液透析还是腹膜透析的问题了。医生说我的体型偏胖，年纪轻，新陈代谢旺盛，产生的毒素多，心脏应该可以耐受血液透析对人体血液容量的考验，所以血液透析对我来说应该没有什么禁忌。当然，目前我每天的小便量还比较多，而且还需要继续工作，可以自己合理安排好时间做腹膜透析，这样基本不影响工作。考虑再三，和父母商量后，我决定选择腹膜透析，这是我和医生共同决策的第二步。

医生还指导我说："身心要放松，后续积极治疗，始终保持身体状况在比较稳定的状态，有机会随时可以进行肾移植手术。"以我自己的经历简单总结就是，对待疾病要在精神和心理上放松，但在治疗过程中要每一步都用心对待。

肾脏病发展到类似我这样的状况都需要经历这样一段与家人和医生共同探讨的抉择过程，每一步需要根据自己的状况，充分考虑，慎重选择，下面我将这一段经历用简单的流程图形式与大家分享。

三、如何帮助生病的肾脏继续工作

医生说，保守治疗时间可长可短，如果是高龄老人，选择保守治疗，可能与透析有差不多的期望寿命。但我还这个年纪，保守治疗不能控制，还可能出现威胁生命的情况

血液透析需要每周有3天固定的时间到医院进行透析，这会严重影响我的工作，固定的收入来源也势必受到影响，继而影响整个家庭的收入

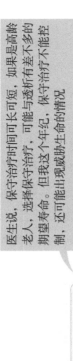

保守治疗

透析治疗

血液透析

肾移植

腹膜透析

1. 短期内很难找到合适的肾源；
2. 作为工薪阶层，肾移植的费用对我来说是比较大的负担

医生说我年纪轻，经过学习透析知识，可以有较好的自我管理意识；此外，目前我的小便量还比较多，腹膜透析可以有效地保护我残存的肾功能；腹膜透析治疗可以自己选择合适的时间在家里或单位进行，而且使用自动化腹膜透析机的话还可以夜间进行，完全不会影响我的正常工作

治疗方式抉择的过程

生病过程中，我的胡思乱想

大家听着我这样娓娓道来，可能觉得小沈是一个内心强大的人，能够一步一步面对自己的疾病，坦然选择和接受适合自己的治疗方式。其实，我并非一开始就这么沉着冷静，能这样面对面地跟家人和医生共同决策。我这一路的心路历程难以言说，但跌跌撞撞这几年，身边的人尤其是家人给了我莫大的支持。

正如开篇时所说，刚开始时，我不懂医学知识，于是上网搜索了"肾脏病"，搜索出来的结果让我更加惶恐不安，因为关联的词语和语句大多是"尿毒症""透析""难以治愈"……虽说透析后也能长期存活，但当时的我还是懵了，感觉自己的大好青春年华就要这样结束了，和未婚妻憧憬的美好生活也要成为泡影了，父母含辛茹苦的培养还没有好好回报就要让他们承受可能白发人送黑发人的痛苦，那时候我的世界一片黑暗，感觉所有的美好都与我无关了。

刚住进病房的我充满了求知欲，我不停地通过网络搜索，不停地向医生咨询肾脏病带给身体的各种可能性，但确诊为慢性肾脏病 4 期后，我是沮丧、自闭甚至抑郁的，不愿意和任何人交流，对医生查房时建议的治疗方案也不予回应，同事、朋友的开导对我也无效，我甚至拒绝见自己的未婚妻，因为不想成为她的负担，心想她还年轻，不能被我耽误一辈子。努力无果的情形下，他们只好联系了我的父母来陪我继续治疗。

我的父母比我想象的要坚强。在我的病床旁，母亲拉着我的手，并没有因我的萎靡而痛哭流涕，反倒安慰我说："孩子，人吃五谷杂粮，哪有不生病的。如果能选择的话，谁都会选择不生病，但生病了咱就要好好配合医生进行治疗，现在医学技术发展得这么快，能给咱诊断出来就一定会有治疗的方法，不能这样想不开，即使真的走到最后没有好的办法了，我和你爸都愿意捐献一个肾给你。"未婚妻也过来了，她告诉我，她能理解我对她的回避，但心里很难过，她有足够的信心陪着我一起与病魔作斗争，或者换句话说，愿意陪我一起与疾病共生存，陪着我一起"生老病死"。父母的陪伴、未婚妻的支持让我强迫自己从低迷中觉醒，尽管当时的状况很糟糕，但是我不能一直在黑暗的深渊徘徊，因为有这么多爱我的人在默默地为我付出，我也应该以更博大的爱和胸襟予以回应。于是，我努力调整自己的身心状态，接受来自护士的关心、照顾和健康教育，积极与医生沟通自己下一步的治疗方案，并与父母商议治疗方案的选择。

住院治疗 1 周后，我的情况趋于稳定，医生告诉我，从综合检查结果来看，我的指标已有所改善，可以进行保守治疗了，但需要到门诊积极配合定期检查，同时也需要进行综合的自我管理，包括健康饮食、合理作息、适当运动、药物使用等方面。医生也跟我强调，比起医生和护士，自己才是身体的主人，所以做好自我管理可以大大延缓肾脏病的进展。母亲听后很欣慰，和我说道："我就说吧，一切情况都不会那么坏。孩子，以后咱们可要听医生的，管好自己的饮食与作息。"

出院前，护士为我制订了慢性肾脏病的门诊随访计划，嘱咐我出院后要严格按照要求进行门诊随访，并再三叮嘱母亲要监督我日常的饮食、用药等注意事项。母亲很用心地听，并认真地做了记录。

为了更好地照顾我，也防止我一个人胡思乱想，父母让我搬回家和他们一起住，这样能更好地做好一日三餐的管理，我接受了父母的建议。除此之外，每月的门诊随访母亲都会陪我一起前往，听医生评估我的身体状况，听护士讲接下来的注意事项。医院定期组织的肾友会活动让我认识了很多同病相怜的新朋友。活动中，有人分享自己生病及治疗的经历，有人分享良好的自我管理帮助延缓病情进展的经验，有人分享治疗过程中的经验教训让大家少走弯路……在这个大家庭中，每一个肾友的经历都是一本活的肾脏健康教育的指南。

尽管在门诊随访的过程中，医生说我的病情进展相较于发病之初还是缓慢的，我对该疾病也有了一定的了解，但每次看到或听到某个肾友因为一些原因不得不开始透析，有的肾友在开始透析后出现了一些更严重的问题……都会影响我的情绪，让我胡思乱想。虽然已经知道自己的病情最终会进展到需要透析治疗，但我还是希望自己会是医生说的那种保守治疗也能坚持三五十年的人，甚至还希望这只是一场噩梦而已。大多数人都是对变化充满担忧的，像我这样的患者更是，禁不起一点风吹草动。母亲是一个很细心的人，在发现我的思想负担比较重的时候，会很贴心地安慰我，"上次门诊复查的时候，遇到和你一起检查的小秦，比你还小两岁，他已经透析2年了，现在也在正常工作，我还加了他的微信，有时间你可以和他聊聊。""肾友群里分享，透析12年后成功换肾，如获新生。"她总是分享很多肾友正能量的信息给我。

　　记得有一次，看到化验指标，结合自己身体不舒服的感受，医生告诉我要尽早开始考虑肾脏替代治疗的时候，我竟然没有那么恐惧了。

我决定选择居家腹膜透析

在完善了各项检查，与医生、家人讨论，并慎重考虑后，我最终决定选择居家腹膜透析。

前期我已经了解到，腹膜透析可以保护残余肾功能，对心血管系统影响小，不需要每周都到医院依赖机器进行透析，可以在家自己做透析，并且尿毒症纳入了国家大病医保，国家承担了大部分医疗费用，个人只需要付小部分医疗费用，不像十几年前那样，尿毒症的治疗费用是"天文数字"。如今选择了合适的治疗方式可以延长十几年或几十年的寿命。

因为透析方式已确定，我的关注点就转向了手术以及术后的一系列问题。虽然前期医生介绍各种肾脏替代治疗方式时让我对腹膜透析已经有了初步的了解，但对很多具体细节还存在不少疑问。我向手术医生询问了我非常关心的问题："做了腹膜透析后，我是不是只能每天在家按部就班地做透析了？"医生告诉我，腹膜透析的手术创伤很小，一般术后1周左右就可以出院，出院休整一段时间后，就可以合理安排自己的透析时间，重返社会，从事轻体力工作，继续上班了。而我的工作以办公室办公为主，相对来说也比较自由，那就是说我依然可以从事自己所热爱的工作，实现自我价值。听医生说有一位六十几岁的阿姨，做了腹膜透析后还全国自驾旅游呢。原来透析并不是我今后生活的全部，我可以在做好自我管理的前提下继续享受美好的生活，承担自己的家庭、社会责任，这不禁让我喜出望外，对生活又重拾了信心，更坚定了做腹膜透析的决心。不过，从没做过手术的我内心还是存在着对未知事物的恐惧，不禁继续询问医生："腹膜透析置管手术成功率高吗？是难度系数很高的手术吗？"医生似乎对这些问题已经见怪不怪了，向我讲解了腹膜透析置管手术。这个手术是在腹部开2个3～4 cm的口子，将导管腹腔段末端置于膀胱直肠窝或子宫直肠窝，只留一小段在腹腔外，建立腹腔内外通道，进行腹膜透析液的灌注和引流，来实现代替肾脏排除身体多余水分和毒素的目的，并不是一项很复杂的手术，也不需要全麻，局麻就可以了。目前这项技术已经十分成熟，并被大部分肾内科医生所熟练掌握，无须太多担心。当然，术中、术后也是有可能出现意外的，如出血、感染、导管异位等，但是意外发生的概率很低，并且都有预防和应对的方法。在充分了解了手术可能存在的相关风险后，我签署了手术知情同意书。

随后，手术医生让我把上衣撩起来，露出肚子，他在我的肚子上测量后用记号笔在右下腹画了两个"×"，并向我讲解："这是我根据体表定位法，在耻骨联合上 8～9 cm 和腹正中线旁开 2 cm 处标记的手术时皮肤切口和导管出口的位置，也就是我们说的手术标识，要尽量保持清晰。"看来这两个"×"对我的腹膜透析置管手术非常重要，一定要好好保护，我小心翼翼地放下衣服。医生看出了我的拘谨，说："不过也不用担心，如果你因洗澡弄模糊了可随时告诉我，我可以重新标记。无论标记清晰与否，手术前我都会再次定位，确保手术部位的准确性。"果然能做主刀医生都是有两把"刷子"的。

即使住院期间我从医生和护士口中获得了一定的腹膜透析知识，但我还是对居家腹膜透析存在很多困惑和担忧，因为自己毕竟不是专业的医护人员，担心一个人在家或单位不能顺利进行腹膜透析。我向医生袒露心声，医生非常理解，安慰我不必过分焦虑，因为这是大部分人手术前的心理，作为肾内专科，科室会有专职的腹膜透析医护团队为我的腹膜透析之路"保驾护航"。在确定了做腹膜透析置管手术后，会有专职的腹膜透析护士与我对接，给予我帮助和指导，确保手术相关准备工作的完善，跟进术后的康复指导和学习，以及后续出院后的护理等，我的心里踏实了很多。

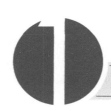

与我的透析卫士初相识

正当我思绪乱飞时，隔壁床位住进了一位跟我年龄相仿的肾友，他走进病房时神采奕奕的样子让我一度认为他是患者家属，一直好奇怎么患者还没过来。直到医生和护士在床边询问他在家的腹膜透析情况、检查他的腹透管时，我才发现，原来患者就是他本尊，他已经在家做了1年多的腹膜透析。在他与护士的交流中我了解到，他在公司上班，平常会利用上班间隙做腹膜透析，偶尔还会自驾出差、旅游，每个月会到腹膜透析门诊报到，这次来院是复查和做全面评估的，希望能尽快完成检查，因为除了上班，他还要负责接送上幼儿园的孩子。他的生活听起来似乎美满又充实，他的乐观与开朗也深深地触动了我，仿佛在我阴霾的内心照进了一缕阳光，我觉得这个时候给我安排一位这样的同室肾友简直是上天对我的眷顾。

护士走后，我走近与他攀谈，告诉他我也准备做腹膜透析了。或许因为"同是天涯沦落人"，我们惺惺相惜且感同身受，他非常友好地跟我打招呼。说来还挺不好意思的，虽然很多事我已经问过医生了，但还是忍不住再跟他确认一遍。我问他手术疼不疼？能不能忍受？医生的技术是不是真的还行？他手术的时候没出什么岔子吧？手术做了多长时间？手术后是不是指标马上就能下降？手术后会不会感觉轻松和舒适一些？他一点都没有不耐烦，耐心地一一回答了我的问题。出于好奇，我问他为什么每个月都要去腹膜透析门诊报到，他说："定期门诊检查呀！透析卫士会查看我的透析日记，记录我的血压、体重，了解我尿量的变化、在家腹膜透析的情况，讲解我的化验报告，结合相关检查结果指导我适时调整饮食结构，查看我的腹膜透析换液、管道换药等操作是不是规范，帮我排除隐患，等等。你还别说，每个月 1 次的复诊，我还挺期待呢。它让我特别有归属感，每个月复诊时会碰到一些老病友，大家彼此聊聊，互相鼓励，互相宽慰，有时间还会一起约个饭，有时候真的会忘记自己还是个患者。"从他的讲述中，我了解到，一旦选择了腹膜透析，腹膜透析门诊的护士会为每一个在家进行腹膜透析的肾友建立档案，其中会详细记录肾友透析前后的治疗、用药、化验单、随访等情况，甚至每个人的特点，需要重点关注的内容都会有备注。从腹透管植管手术开始，护士会全程为每一个进行腹膜透析的肾友进行专业的健康教育，定期评估和记录。肾友们日常都与腹膜透析门诊的医生和护士们保持良好的沟通联系，而门诊的定期随访也是彼此约定好的每个月的规定事项。

我暗自思忖着：看来在医院做了手术，出院以后也是有"售后服务"的，这对我这种新手"小白"可是非常重要的保障。我悬着的心再次放松了一点。

与肾友的融洽交谈也打开了我的话匣子，我试探性地问："你做了 1年多腹膜透析，有没有出现过不顺利的情况啊？"他不好意思地笑了笑，说："当然有啦，今年夏天有一天晚上我贪嘴吃了冰箱里的半个隔夜西瓜，睡觉前拉了 2 次肚子，我当时没有上心，结果凌晨 2 点多被肚子疼醒了，那种疼简直让我生不如死。家人都慌了神，赶紧给我的透析卫士打电话。当时虽然已经是深夜，但电话很快就接通了，我的透析卫士毫无怨言地耐心询问我的情况，然后告诉我可能是肠胃炎或者腹膜炎，让我尽快去医院，与此同时她还帮我联系了肾内科病房的医生和护士，交代了相关情况。到医院急诊，医生首先排除了常见的急腹症，考虑可能是腹膜炎。尽管当时没有床位可以办理住院，但肾内科的医生和护士为我开通了绿色通道，第一时间进行了处理，次日就预留床位为我办理了住院。后来确诊为腹膜炎，不过因为处理得及时，很快炎症就得到了有效控制，10 天左右就治愈出院了。住院期间，透析卫士全面地帮我排查了可能导致腹膜炎的各种原因，最后认为主要是不洁饮食引起的，并反复跟我讲解腹膜炎的危害。其实这些注意要点透析卫士已经和我多次强调过，还通过微信公众号推送提醒和科普，每周还会有一次微信群沙龙，线上互动、答疑解惑，但那次抱着试试看的侥幸心理让我体会到了'不听话'的严重后果。"

聊了许久，我进一步了解到，原来为居家腹膜透析保驾护航的腹膜透析门诊还有很多远程服务，如微信公众号、微信群、24小时在线的热线电话，无论何时在家透析出现了问题都可以在第一时间获得专业的指导。

有了透析卫士的全程保驾护航，我内心似乎受到了鼓舞。一直以来我都非常自信，认为自己的手眼协调能力、学习能力是比较强的，但是隔行如隔山，我依然有很多担忧，例如，我能顺利地学会自己做腹膜透析的操作吗？腹膜透析后腹部多了1根管子，我还能正常洗澡吗？谈不上洁癖，但我非常在意个人卫生，一年365天，我每天都要洗澡。肾友摆了摆手说："这你不用担心，腹膜透析置管手术后透析卫士会一对一、手把手地教会你腹膜透析换液、换药操作，七八十岁的老年人都可以学会自己操作，你肯定没问题，并且做了腹膜透析以后洗澡是没问题的，只需要在洗澡前使用造口袋把腹透管保护起来就可以了。手术后透析卫士会专门讲一节管道出口自我护理的课，演示换药、佩戴造口袋的操作。"

腹膜透析听起来似乎不是很难，老年人都能学会，作为年轻人，我肯定可以学得更快、更好；而且放了腹膜透析导管后不影响洗澡，可算是去了我的心病。

肾友的分享让我对透析卫士有了初步的认识，原来透析卫士不仅是护理工作者，也是腹膜透析肾友的老师。

聊这些的时候，床位护士带着移动电视来到我的床边，核对了我准备进行的手术，并通过图册向我简单介绍了腹膜透析置管手术的过程，让我观看了居家腹膜透析的操作视频，告知我在观看视频的过程中有疑问随时让她暂停，她会具体跟我解释。通过各种途径的介绍，我对腹膜透析有了更直观、更全面的了解。随后，为了保持局部清洁，减少皮肤细菌数量，降低手术切口后期出现感染的风险，护士指导我修剪了指甲，还对手术部位进行了皮肤准备，剃除了腹部至会阴部的毛发，清洁了肚脐，进行了酒精局部脱脂。忙完这些，我看到护士洗了手后从治疗车上取出来1根长长的棉签表示要在我鼻腔里面转一转采个样。看我一脸懵，护士笑着解释，很多人鼻腔里面会携带细菌，虽然说腹膜透析操作前都要求洗手、戴口罩，但有时候有的人还是会不经意地摸摸鼻子或口罩没有遮住鼻腔，这样就会有感染的风险。因此，如果检测出鼻腔带菌，医生会给鼻腔局部涂药，最大限度地预防感染。护士还交代我需要在手术前 8 小时禁食，手术前 4 小时禁水。关于不能进食、进水这一点我一开始是比较抗拒的，不理解为何医学如此发达的今日还有如此不人性化的要求。后来我了解到，这样操作是为了防止手术过程中呕吐而引起窒息或吸入性肺炎，护士的耐心回答又让我增长了知识。

护士离开之前给了我一套手术衣裤，并向我演示了正确的穿衣方法，还嘱咐我进手术室前更换好手术衣裤，取下身上的所有佩饰，包括隐形眼镜、假牙、首饰、手表等，因为这些佩饰不仅携带大量细菌，还有可能会影响手术室设备的顺利运行，甚至造成身体的损伤。紧接着，护士告诉我还需要做一个肠道清洁，她们这边是用结肠透析机做的。我想起来之前有医生提到过肠道清洁，这样既能排空肠内积粪、积气，以免腹压过高影响手术中的管道置入，也预防术后管道移位、内源性腹膜炎等并发症的发生。心想着，医院里面做事真是严谨，面面俱到啊！我跟随着护士进入一间专门灌肠的操作室，在讲解了配合要点后，护士熟练地帮我进行了肠道清洁。顺便说一句，这个灌肠跟传统的灌肠还不太一样，当肠道里有液体进入产生便意后无须去厕所，可以直接通过管道排出，所以这次的灌肠过程并不是很难受。

护士鼓励我在注意安全的前提下洗个澡，保证全身清洁。手术前一天晚上争取睡个好觉，如果睡眠不佳可以适当服用辅助睡眠的药物，保证较好的状态。因为我有高血压，医生特意关照我血压要控制在理想的范围，手术前护士会帮我测量血压，如果我的血压过高，可以在医生的指导下服用降压药物。禁食期间如果出现心慌、出冷汗、手抖等低血糖症状，可以立即按铃寻求护士帮助。如果出现咳嗽、发热等任何不适，需要及时告诉医生和护士，针对病因，及时对症治疗。手术当日尽可能有 1～2 名家属陪同。

正当我躺在床上"消化"医生和护士对我的指导内容时，一位穿着白大褂的陌生医生来到我的床边，"你好，请问你叫什么名字？"首先对我进行了身份信息的核实，"我是你明天手术的麻醉师，"然后做了简单的自我介绍，"我会全程参与你明天的手术，虽然我已经查阅了你的病历、掌握了你的各项检查结果，但仍然需要再次与你确认一些信息，如疾病史、既往手术情况、有无过敏史、身高、体重、器官功能等，以便针对你的具体情况制订麻醉方案，保证手术过程中的麻醉安全、有效，尽可能减少不良反应。"听完麻醉师的介绍，我内心不禁感慨医务人员的严谨精神，同时对手术的安全性又提高了认知。我按捺不住好奇地问："腹膜透析置管手术风险高吗？"麻醉师告诉我："腹膜透析置管手术风险并不高，只需要在腹部切口术区常规消毒后，进行硬膜外麻醉。也就是说，手术过程中你的意识是清醒的，但又不会感觉到手术带来的疼痛。"经过和麻醉师详细的交谈后，我欣然签署了麻醉同意书。

麻醉师离开后，我对自己的身体进行了彻底的"大扫除"。洗完澡后，另一名护士来到我的床边，她亲切地跟我打招呼："你好，沈先生，我姓陈，可以叫我陈护士，是你的腹膜透析专职护士，可以帮助你解决今后透析生活中遇到的各种问题。"我的透析卫士来保驾护航了！我在心中偷偷告诉自己。虽然她戴了口罩，但是我能感受到她在对我微笑，我的内心瞬间温暖了，对陈护士不知不觉多了一份信赖。陈护士了解了我的文化水平、家庭情况、经济能力等，询问了我的视力情况，并查看了我的指甲。她说视物不清可能会影响腹膜透析操作的正常进行，甚至需要家属协助操作，如果出现视力问题一定要引起重视；灰指甲属于真菌感染，可能会引起感染，如果得了灰指甲，需要及时治疗，并且做腹膜透析操作时需要戴手套以预防感染。幸运的是，我的视力很好，也没有灰指甲。陈护士耐心地和我聊了很多，解答了我许多对未来透析生活的问题，让我更加安心、放心。

晚餐时，陈护士再次来到我的病房，与我打声招呼后，走到了和我同一病房的肾友床边，对他说："我来突击检查你的进食情况啦。"肾友笑着说："陈护士，我可是每个月都按时报到的，自从上次吃西瓜吃坏肚子后都是严格按照你制订的食谱吃的。"陈护士看了看他的餐盒说："你能坚持按照我制订的食谱吃，那当然很好，但往往说和做会存在差异，比如这道菜，酱油放得有些多，那么你摄入的钠盐就会超标，可能会出现水肿、血压偏高，如果换成清炒就会更好。因为平时在门诊都是以询问的方式了解你的居家透析情况，这次你住院，我可以更直观地了解你的情况，这样我才能发现一些问题，以便帮助你及时纠正。"

透析卫士用自己专业的知识和耐心的指导为肾友们的腹膜透析之路保驾护航，她不在你的身边，却又时时刻刻以多种形式出现在你的生活中，在你需要之时伸出援助之手，当你懈怠之时敲响警钟。

我相信通过医生和护士全面而充分的指导，加上我和家人的积极配合，我的透析之路一定会一帆风顺。

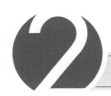

第一次手术的忐忑

　　明天就要做腹膜透析置管手术了，听了护士的建议，晚上舒舒服服地洗了个热水澡，更换了干净的衣服，因为想着要以最佳的状态迎接明天的手术，早早就上了床。本以为可以睡个好觉，可是沐浴后躺在床上翻来覆去，怎么也睡不着。虽然关了灯，病房里也很安静，还用手机放了轻音乐，但脑子里始终有"嗡嗡嗡"的声音，无法入眠。经过医生和护士的讲解，以及自己查阅的腹膜透析相关内容，我对自己的病情已经接受了，手术过程也了解了，但是内心对于在肚子上开刀，仍然是存在畏惧的，脑子里面控制不住地想：明天几点来接我去做手术？手术室里是什么样的？是不是冷冰冰的？给我做手术的医生明天能不能正常发挥？手术过程会不会很痛？家属不在我身边，会有人关心我的需求吗？我会不会大出血？要不要把我的支付宝密码、银行卡密码都交代一下……

　　我还在胡思乱想时，值班护士巡视到我的床边，询问我为什么还没有睡觉，我告诉她想睡呢，但是睡不着。她判断我可能有点焦虑，轻声提醒我："你明天早上是第一台手术，7点半左右就会安排转运人员来接你去手术室了，所以今晚早些入睡，养足精神，才能更好地配合手术。你现在尽量放松，想一些愉快的事情分散注意力，我会将你的情况汇报医生。"

　　几分钟后医生来到我床边，了解情况后，给我开了一粒辅助睡眠的药物。护士指导我服下药物后，大概过了20分钟，我终于迷迷糊糊地进入了梦乡。

　　一觉睡到了第二天天亮，一看时间已是早晨6点钟，看来这一觉睡得还挺踏实。今天是个好天气，从窗户照进来的阳光瞬间驱散了我昨晚天马行空的想法。今天又是崭新的一天，对于我来说也是一个新的起点。起床洗漱完毕后，正当我习惯性地准备喝几口温水时，突然想起来昨天护士关于禁食、禁水的叮嘱。昨晚被我"赶"回家的家人，不到 6 点半就来医院了。值班护士来到我床边，帮我测量了血压、体温，提醒我继续禁食、禁水，手术结束回病房后方可进食、进水。同时，护士还督促我更换了手术衣裤，告诉我耐心等候，不要着急。饥肠辘辘的我，感觉自己就像待宰的羔羊，既希望赶紧手术完进行腹膜透析治疗，又希望不要那么快去手术室，矛盾让我变得不那么从容。隔壁床的肾友安慰我说："没事的，这就是个小手术。"我笑着给他一个坚定的眼神，也是给自己鼓劲加油！

终于，早上 7 点半左右，护士告诉我手术室已经安排转运人员来接我了，她娴熟地给我注射了手术前用药，并叮嘱我去卫生间解 1 次小便。刚从卫生间出来，一辆整洁的手术转运车到了我的病房门口，护士接过转运人员手中的一张纸质单子，跟我仔细核对了身份信息，再次检查我身上有没有装饰物、假牙，确认无误后，协助我躺在了手术转运车上。

我躺在手术转运车上，一路看着天花板，第一次以这样的视角观察医院的天花板，发现每一块板都拼接得那么整齐，而灯光是那么的刺眼。我轻轻地闭上了眼睛，周围零零星星有人在说话，家人试图安慰我，其实我什么也没有听进去，只是默默点头，示意他们没关系、不用担心。我的脑子里一片空白，却能听到车轮与地面摩擦的"吱吱"声，仿佛在叹气。似乎经过了漫长的一个世纪才进到手术室，这是我人生中第一次进手术室。转运人员指导我从手术转运车上移动到了手术床上。我安静地躺着，环顾周围陌生的环境，大大小小的桌凳，摆放、悬挂着的各种不认识的仪器和物品，监护仪发出"嘀嘀嘀"的声音，穿着绿色手术衣的医生、护士、麻醉师各司其职，有条不紊地做着自己的工作。手术室的环境很冷，有种进了冷库的感觉，护士好像知道我冷，帮我把被子盖好，拿着蓝色的文件夹跟我再次核对了我的身份信息，并告诉我手术很快就开始了。

不一会儿，护士将我的手术衣向上拉，手术裤向下卷，我感觉隐私部位有些暴露了，而且周围好几个工作人员走来走去，有男、有女，虽然他们没有看我，但我还是有点不太好意思。手术医生告诉我，手术需要充分暴露手术区域，并进行反复多次的消毒，以预防伤口感染，他们都是专业人员，不用介意。我点点头，示意医生我听到了，会努力配合，故作从容地闭起了双眼。

这时，护士轻声地对我说："你配合得很好，医生马上要给你消毒手术区域，你会感觉有点凉凉的，如果不舒服随时告诉我。"我点了点头，紧接着感到腹部凉凉的，好像有液体顺着肚皮流到后背，我想应该是消毒水吧。随后我感觉他们在我身上铺了一层又一层巾单，只有肚子上的一块没有铺。他们叮嘱我不要动。我还在猜想医生和护士接下来要干什么时，一个熟悉的声音对我说："小沈，刚刚是在消毒和铺巾，现在麻醉师准备给你打麻药了，打完麻药手术就不痛了。"原来是我的主治医生来了，他继续说道："手术开始的时候，你人是清醒的，如果有疼痛或其他不舒服的感觉直接告诉我们，我们也会随时关注你的状况。"接下来我能感觉到医生在我的肚子上开始操作，但确实感觉不到疼痛。手术期间医生、护士、麻醉师配合得很默契，手术中有交流，但简洁、明了，听着熟悉的声音，气氛也不是我想象中的那么凝重。我还听到他们在管子放入后将水灌入、流出的声音，似乎很顺畅。不知道过了多久，医生告诉我手术做好了，非常顺利，我终于松了一口气。护士帮我整理好以后，转运人员将我推出手术室，在手术室门口停留了片刻，护士喊了一声："沈丙家属。"我眼睛的余光看到家人急切地冲了过来，未婚妻紧紧握住我的手，我笑着告诉她们："我很好，手术很顺利，不用担心。"

回到病房，大约上午 9 点钟，除去等待和准备的过程，手术时间大概有半个小时。在护士的帮助和指导下，我慢慢地、小心翼翼地从手术室的转运车上挪到了病床上，腹部的手术部位有些许酸胀，并没有出现想象中的疼痛，所有的忐忑都烟消云散了。现在我可以对其他准备做腹膜透析置管术的肾友们说："不用怕，这只是一个小手术，不要给自己制造恐慌，要相信专业的医护人员。"

在病床上躺好后，我的透析卫士第一时间来到我的床边，她检查了我肚子上腹透管的情况，并且告诉我，现在伤口敷料是干燥的，没有出血和渗血，腹透管也固定好了，同时叮嘱我如果感觉伤口有不舒服要及时告诉医生或护士，不要自己触摸、牵拉导管，想咳嗽时可以用双手护住腹部伤口，以保护手术伤口。说着她向我演示了一遍。我略显紧张地问道："护士，我现在身上又有监护仪，又有管道，大小便怎么办呢？另外，我现在很饿，可以吃东西吗？"护士说："监护仪会使用6个小时，以便观察你的生命体征，6小时后无异常我会来撤除监护仪。监护仪撤除后，你不仅可以在床上翻身活动，还可以正常下床行走，腹透管有涤纶套内固定，手术伤口有缝线，并且有专用胶布固定外露的管路，不用过于担心。太过紧张会影响休息，活动减少可能会影响体内管道的位置，不过下床活动时动作要慢，注意避免引起手术切口牵拉和增加腹压的动作，如挺腰、用力排便等。手术时用的局部麻醉，现在感觉饿的话，可以先喝点温水，如果不觉得恶心或不舒服，可以吃点粥或鸡蛋羹，手术切口尚未愈合，要少吃产气食物，如牛奶、豆制品等。如果感觉累，可以先睡会儿，有任何不舒服或需求都可以按呼叫铃。"护士离开前帮我把病床床头摇高了大约30°，告诉我手术后卧床时可以采取仰卧位或半卧位，因为这种体位可以减轻腹部伤口的张力，缓解疼痛，有利于伤口的愈合。

手术的顺利让我信心大增，未婚妻喂我喝了半碗粥、吃了一个白水煮鸡蛋，进食后胃里面暖暖的。跟家里人说了一会儿话，我感觉眼皮在"打架"，便沉沉地入睡了。

术后6小时，因为监护过程中我的各项指标都很稳定，护士给我撤除了观察生命体征的监护仪。没有了仪器线路的缠绕，加上休息后紧张情绪的缓解，我感觉整个人轻松了，精神也好了很多，想要下床上厕所。我牢记着护士的嘱咐，先摇高床头坐1分钟，然后双脚垂下在床边坐1分钟，最后在床边扶着站1分钟，没有头晕等不舒服才在家人的陪伴和搀扶下去卫生间，走了十几米的距离，并没有出现任何不适，这更加解除了我的担忧。当然，毕竟在身体里埋下了一根管子，稍稍一点点的疼痛完全是可以接受的。

术后第2天，我虽然还不太适应有根管子在身上，但在医生和护士的督促和指导下，我还是早早地开始下床活动了，洗漱、去卫生间也不需要

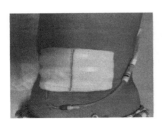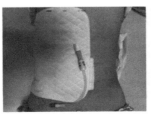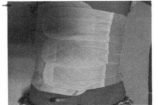

术后正确固定腹膜透析导管

家人搀扶了。护士指导我循序渐进地增加活动量，起初是在房间活动，每次 10 分钟左右，后来我一般会在洗漱完或饭后，确定管道固定良好，先在床边站一会儿，在房间简单走一圈，适应了之后戴上口罩、穿好衣服，每天上午和下午分别花半个小时在病房两边的走廊里逛上几圈，以不劳累为宜。在我以前的认知里，手术后应该静养，哪还敢活动。然而，通过这次经历我知道，术后活动不仅可以预防血栓、便秘，还可以增加伤口血运、促进愈合。如果没有特别的活动禁忌，医护人员会鼓励患者术后尽早下床活动。了解到活动的益处这么多，我暗下决心：我一定要保证足够的活动量，尽快恢复。

 **我开始体验腹膜透析治疗**

腹膜透析置管术后，我的肚子上多了一根"小尾巴"，虽然内心有一些排斥，但已然接受事实。我很好奇，这么小的一根管子就能代替我的肾脏工作，排出我体内多余的毒素和水分，真是神奇。我不禁开始期待尽快开始腹膜透析治疗，让我的身体状况早日得到改善。

术后第2天早晨，我的透析卫士来病房查看我的伤口情况和管道固定情况，我告诉她手术切口已经不疼了，并且已按照护士交代的方法进行了腹透管的保护。透析卫士评估了我的状态，对我说："小沈，你目前情况良好，今天下午我们就开始体验腹膜透析治疗吧。"我欣然接受。

下午，到了约定时间，透析卫士如期而至，还推来了一辆小推车，上面放着一个模拟腹膜透析患者肚子的模型。我很好奇，手术前已经看过图册和视频了，为何透析卫士又搬来一个这样的模型呢？

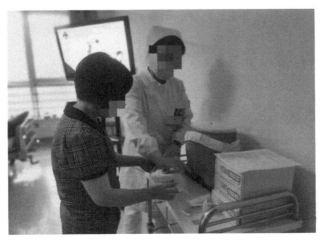

通过模型认识和了解腹膜透析导管

透析卫士说："在体验腹膜透析治疗之前，我们先来了解一下这根管子的结构。"原来模型是起这个作用的。透析卫士继续介绍："整个腹膜透析导管分为三个部分，一部分在腹腔内，一部分在皮下隧道内，最后一部分就是我们看到的体外这段。体外这段的金属叫作钛接头，它的上面一部分是不可以更换的，因此需要我们好好保护，避免磨损、弯折等。钛接头以下的部分叫作短管，是需要定期更换的，常规情况下一般3～6个月需要到医院更换1次，如果遇到特殊情况还需要特殊对待，后面我会跟你具体讲解，今天我们就不展开说了。"

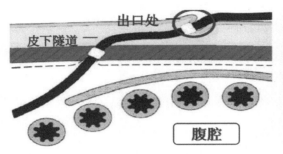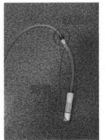

腹膜透析导管腹内段结构

介绍完腹膜透析导管的结构，透析卫士拿了一袋比平时打点滴的盐水袋大很多的包装好的液体放在我床头柜的桌面上。因为前面看过视频，我知道这个就是腹膜透析液，但想着这么大一袋液体要往我肚子里灌，心里还是不由得忐忑。我赶忙问她："这么多液体放进肚子里会胀吧？我才做完手术没多久，还在小心翼翼地保护伤口，这些液体放进去，会不会把伤口撑开啊？"

透析卫士轻声细语地说："小沈，不要紧张，我知道你刚做完手术不久，伤口还没有完全长好，所以等会儿我不会将一整袋腹膜透析液全部放入你的腹腔，我会少量多次通过腹膜透析导管放入你的腹腔，并且会根据你的耐受性决定放液的次数和量。今天我只是检查你管道的通畅性，判断是否有腹腔内出血，操作的全过程我都会在旁边陪着你，你有任何不舒服都可以告诉我。"

听着透析卫士的介绍，我放下了心中的不安，原来是我过于紧张了，还没等护士讲解就自以为是地想象了腹膜透析的情形。但我的担心也是大多数肾友可能会有的。看到这里，你是否可以放下心中的担忧了呢？

透析卫士继续讲解："手工操作用的腹膜透析液一袋是 2 000 mL，等到伤口痊愈后，开始正常腹膜透析治疗的时候，建议每次灌入一整袋腹膜透析液，以达到更好地透出身体毒素和水分的目的，对于你的体形，整袋灌入是完全没有问题的。我们会根据你每天的身体状况循序渐进地让你的腹腔先适应有液体的状态，最开始时用腹膜透析液来回冲洗腹腔几次，腹膜透析液不会在肚子里停留，后面会将少量的腹膜透析液留在你肚子里，这样你的肚子就会慢慢适应了。另外，我们一般会将腹膜透析液加温至 37 ℃，也就是接近人体体温的温度，但术后早期如果温度高了可能会引起出血，所以温度会相对低一些。""手术不是很顺利吗，怎么还会出血？"我担忧地问透析卫士。透析卫士微笑着说："不用紧张，只是可能会出血，我们用温度低一点的腹膜透析液冲洗腹腔就是为了预防出血。腹膜透析液的引流颜色也能用来判断是否发生了出血，如果发生出血，医生会根据你的出血情况预防性地使用止血药物。"

说着这些，我看到透析卫士很熟练地将腹膜透析液包装袋打开了，又来回检查了一遍，便将那一大袋腹膜透析液挂在了我床边平时输液用的杆子上。"我现在先少量地放一点腹膜透析液到你肚子里，你体验一下，有任何不舒适一定要告诉我。"透析卫士说。

随着腹膜透析液流入我的肚子，我很清楚地感受到，刚开始像喝了一口凉水进肚子，稍微有点凉；接下来肚子稍微有点酸，有点想小便；再接下来，小肚子有点胀，有点想大便。我如实向透析卫士告知了我的这些感受。

透析卫士说："你的这些感受证实你的腹膜透析导管就在你膀胱直肠窝的位置，因为灌入的腹膜透析液刺激了你的膀胱和直肠，所以你会有这些感受。我现在把腹膜透析液悬挂的高度降低一点，把进液速度也调慢一些，你再感受一下你刚刚想大小便的感觉能不能缓解一些。"

我缓过神来说："嗯，现在好多了，以后都会这样吗，那得多难受啊！"

透析卫士说："刚做完腹膜透析置管手术，腹膜透析液在灌入和排出快结束时，都可能会出现明显的尿意、便意或疼痛感，这些都属于正常现象。随着每天进行腹膜透析液的交换，透析时间的延长，伤口的愈合，你会逐渐适应，透析时的尿意和便意也会消失，所以不用担心这些问题。跟你讲啊，很多肾友习惯了腹膜透析以后，哪天肚子里没有放腹膜透析液还会不习惯呢。今天只是让你初体验一下肚子里灌入腹膜透析液的感受，慢慢适应后，你就要开始学习如何居家进行腹膜透析了，只有学习和掌握了这些操作和相关知识，保证你能稳稳当当地自己进行操作了，才能早点出院回家。"

听到出院回家，我的内心还是很激动的，问道："正常灌入整袋腹膜透析液大概需要多长时间啊？"透析卫士回答道："正常情况下，做整袋腹膜透析液换液的时间是 20～30 分钟，而且两袋腹膜透析液之间会间隔 4 小时左右，这对大部分上班族的影响还是比较小的。"

听了透析卫士的讲解，我放松了很多。腹膜透析治疗初体验，伴随着便意和一丝丝疼痛结束了。以后我要慢慢适应肚子里有腹膜透析液的感觉了，相信后面开始规律腹膜透析治疗一定能够改善尿毒症给我带来的不适。今天开启了我的新旅程，接下来我要养精蓄锐，全身心投入到腹膜透析的学习中。